全民科学素质行动计划纲要书系

社区科普书系

人生必须知道的健康知识
科普系列丛书

康复医学

走进康复 人人健康

ZOUJIN KANGFU RENREN JIANKANG

郑静晨 总主编
许建阳 王梅康 主编

中国科学技术出版社
·北 京·

图书在版编目（CIP）数据

康复医学：走进康复 人人健康/许建阳，王梅康主编. —北京：中国科学技术出版社，2014.12

（人生必须知道的健康知识科普系列丛书/郑静晨总主编）

ISBN 978-7-5046-6783-0

Ⅰ.①康… Ⅱ.①许… ②王… Ⅲ.①康复医学—基本知识 Ⅳ.①R49

中国版本图书馆CIP数据核字（2014）第303027号

策划编辑 徐扬科 谭建新
责任编辑 吕 鸣
责任校对 何士如
责任印制 李春利
封面设计 周新河
版式设计 潘通印艺文化传媒·ARTSUN

出　　版 中国科学技术出版社
发　　行 科学普及出版社发行部
地　　址 北京市海淀区中关村南大街16号
邮　　编 100081
发行电话 010-62103130
传　　真 010-62179148
投稿电话 010-62176522
网　　址 http://www.cspbooks.com.cn

开　　本 720mm×1000mm 1/16
字　　数 150千字
印　　张 10.75
印　　数 1—10000册
版　　次 2015年5月第1版
印　　次 2015年5月第1次印刷
印　　刷 北京东方明珠印刷有限公司

书　　号 ISBN 978-7-5046-6783-0 / R·1811
定　　价 30.00元

人生必须知道的健康知识科普系列丛书

编委会

句话，温暖病人一颗心”和“学习白求恩，争当合格医务人员”等培训，让职业化、标准化、礼仪化走进医院、走进病区，深化了卫生部提出的开展“三好一满意”活动的实践。凭借“他山之石可以攻玉”的思路，在全军医院较先推行了“标杆管理”、“精细化管理”、“落地绩效管理”、“质量内涵式管理”、“临床路径管理”和“研究型医院管理”等，有力地促进了医院的可持续发展。

在灾害救援医学领域，以重大灾害医学救援需求为牵引，主持建立了灾害救援医学这门新的学科，并引入系统优化理论，提出了“三位一体”救治体系及制定预案、人员配备、随行装备、技能培训等标准化方案，成为组建国家和省（市）救援体系的指导性文件。2001年参与组建了第一支中国国际救援队，并带领团队先后十余次参加国内外重大灾害医疗救援，圆满完成了任务，为祖国争得了荣誉，先后多次受到党和国家领导人的接见。

在推广医学科普上，着眼于让医学走进公众，提高公众的科学素养，帮助公众用科学的态度看待医学、理解医学、支持医学，有效贯通医患之间的隔阂。提出了作为一名专家、医生和医务工作者，要承担医学知识传播链中“第一发球员”的神圣职责，促使医、患“握手”，让医患关系走向和谐的明天。科普是一项重要的社会公益事业，受益者是全体公民和整个国家。面对科普队伍严重老龄化，科普创作观念陈旧，运行机制急功近利等现象，身为中华医学会科学普及分会主任委员，他首次提出了“公众健康学”、“公众疾病学”和“公众急救学”等概念，并吸纳新鲜血液，培养年轻科普专家，广泛开展学术活动，利用电视和报纸两大载体，加强对灾害救援、现场急救、科技推广、营养指导、健康咨询等进行科普宣传，极大地提高了我国公众的医学科学素养。

在社会公益救助方面，积极响应党中央、国务院、中央军委的号召，发扬人民军队的优良传统，为解决群众“看病难、看病贵”及构建和谐社会，自2005年武警总医院与中国红十字会在国内率先开展了“扶贫救心”活动，先后救助贫困家庭心脏病患儿两千余人。武警总医院由此获得了“中国十大公益之星”殊荣，郑静晨院士获得全国医学人文管理奖。2001年，武警总医院与中华慈善总会联手启动了“为了我们

人生必须知道的健康知识科普系列丛书

编委会

《康复医学》编委会

主　　编　许建阳　王梅康

副 主 编　郝石磊　马永升　郝晋东

编　　委　（按姓氏笔画排列）

马永升　王梅康　史丽娜　刘　静　许建阳

李　静　孟疆涛　郝石磊　郝晋东　夏红杰

总主编简介

ZONGZHUBIAN JIANJIE

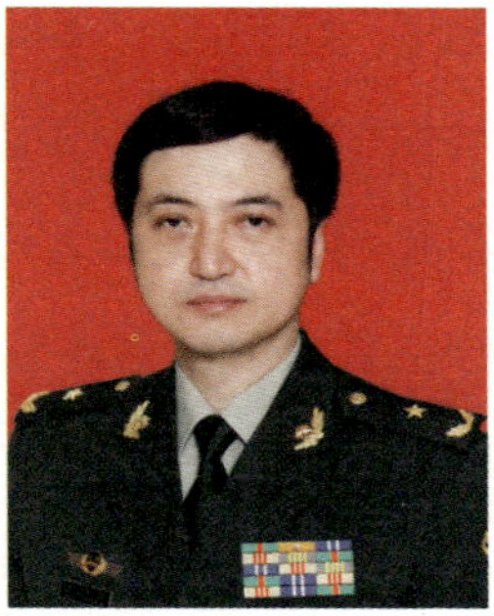

郑静晨，中国工程院院士、国务院应急管理专家组专家、中国国际救援队副总队长兼首席医疗官、中国武警总部后勤部副部长兼武警总医院院长，中国武警总医院现代化医院管理研究所所长。现兼任中国医学救援协会常务副会长、中国医院协会副会长、中国灾害防御协会救援医学会副会长、中华医学会科学普及分会主任委员、中国医院协会医院医疗保险专业委员会主任委员、中国急救复苏与灾害医学杂志常务副主编等，先后被授予“中国优秀医院院长”、“中国最具领导力院长”和“杰出救援医学专家”荣誉称号，2006年被国务院、中央军委授予一等功。

“谦谦为人，温润如玉；激情似火，和善如风”和敬业攀登、意志如钢是郑静晨院士的一贯品格。在他带领的团队中，秉承了“特别能吃苦、特别能学习、特别能合作、特别能战斗、特别能攻关、特别能奉献”的六种精神，瞄准新问题、开展新思维、形成新思路、实现新突破、攻克前进道路上的一个又一个堡垒，先后在现代化医院管理、灾害救援医学、军队卫勤保障、医学科学普及、社会公益救助等领域取得了可喜成就。

在现代化医院管理方面，凭借创新思维实施了“做大做强、以优带强”与“整体推进、重点突破”的学科发展战略，秉承“不图顶尖人才归己有，但揽一流专家为我用”的广义人才观，造就了武警总医院在较短时间内形成肝移植外科、眼眶肿瘤、神经外科、骨科等一批知名学科，推动医疗技术发展的局面。凭借更新理念，实施“感动服务”、“极致化服务”和“快捷服务补救”的新举措，通过开展“说好接诊一句话，温暖病人一颗心”和“学习白求恩，争当合格医务人员”等培训，让职业化、标准化、礼仪化走进医院、走进病区，深化了卫生部提出的开展“三好一满意”活动的实践。凭借“他山之石可以攻玉”的思路，在全军医院较先推行了“标杆管理”、“精细化管理”、“落地绩效管理”、“质量内涵式管理”、“临床路径管理”和“研究型医院管理”等，有力地促进了医院的可持续发展。

在灾害救援医学领域，以重大灾害医学救援需求为牵引，主持建立了灾害救援医学这门新的学科，并引入系统优化理论，提出了“三位一体”救治体系及制定预案、人员配备、随行装备、技能培训等标准化方案，成为组建国家和省（市）救援体系的指导性文件。2001年参与组建了第一支中国国际救援队，并带领团队先后十余次参加国内外重大灾害医疗救援，圆满完成了任务，为祖国争得了荣誉，先后多次受到党和国家领导人的接见。

在推广医学科普上，着眼于让医学走进公众，提高公众的科学素养，帮助公众用科学的态度看待医学、理解医学、支持医学，有效贯通医患之间的隔阂。提出了作为一名专家、医生和医务工作者，要承担医学知识传播链中“第一发球员”的神圣职责，促使医、患“握手”，让医患关系走向和谐的明天。科普是一项重要的社会公益事业，受益者是全体公民和整个国家。面对科普队伍严重老龄化，科普创作观念陈旧，运行机制急功近利等现象，身为中华医学会科学普及分会主任委员，他首次提出了“公众健康学”、“公众疾病学”和“公众急救学”等概念，并吸纳新鲜血液，培养年轻科普专家，广泛开展学术活动，利用电视和报纸两大载体，加强对灾害救援、现场急救、科技推广、营养指导、健康咨询等进行科普宣传，极大地提高了我国公众的医学科学素养。

在社会公益救助方面，积极响应党中央、国务院、中央军委的号召，发扬人民军队的优良传统，为解决群众“看病难、看病贵”及构建和谐社会，自2005年武警总医院与中国红十字会在国内率先开展了“扶贫救心”活动，先后救助贫困家庭心脏病患儿两千余人。武警总医院由此获得了“中国十大公益之星”殊荣，郑静晨院士获得全国医学人文管理奖。2001年，武警总医院与中华慈善总会联手启动了“为了我们的孩子——救治千名少数民族贫困家庭先心病患儿”行动，先后赴新疆、西藏少数民族地区开展先心病儿童筛查，将有手术适应证的患儿转运北京治疗，以实际行动践行了党的惠民政策，密切了民族感情，受到中央多家主流媒体的跟踪报道。

“书山有路勤为径，学海无涯苦作舟。”郑静晨院士勤奋好学、刻苦钻研，不仅在事业上取得了辉煌成就，在理论研究、学术科研领域也成绩斐然。先后主编《灾害救援医学》《现代化医院管理》《内科循证诊治学》等大型专著5部，发表学术论文近百篇，先后以第一完成人获得国家和省部级科研成果二等奖以上奖7项，其中《重大自然灾害医疗救援体系的创建及关键技术、装备研发与应用》获得国家科技进步二等奖，《国际灾害医学救援系列研究》获得华夏高科技产业创新一等奖，《国内国外重大灾害事件中的卫勤保障研究》获得武警部队科技进步一等奖等。目前，还承担着多项国家、全军和武警科研课题，其中“各种自然灾害条件下医疗救援队的人员、装备标准化研究”为国务院指令性课题。

序一 XU YI

健康是人类的基本需要，人人都希望身心健康。世界卫生组织公布的数据表明，人的健康和寿命状况40%取决于客观环境因素，60%取决于人体自身因素。长期以来，人们把有无疾病作为健康的标准。这个单一的健康观念仅关注疾病的治疗，而忽视了疾病的预防，是一种片面的健康观。

在我国，人口老龄化及较低的健康素养教育水平，构成了居民疾病转型的内在因素，慢性非传染性疾病已经成为危害人民健康的主要公共卫生问题，其发病率一直呈现明显上升趋势。据统计，在我国每年约1000万例各种因素导致的死亡中，以心血管疾病、糖尿病、慢性阻塞性肺病和癌症为主的慢性病所占比例已超过80%，已成为中国民众健康的“头号杀手”。慢性病不仅严重影响社会劳动力的发展，而且已经成为导致“看病贵”、“看病难”的主要原因，由慢性病引起的经济负担对我国社会经济的和谐发展形成越来越沉重的压力，考验着我国的医疗卫生体制改革。

从某种层面理解，作为一门生命科学，医学是一门让人遗憾的学科，大多数疾病按现有的医学水平是无法治愈的。作为医生该如何减少这样的困境和尴尬？怎样才能让广大普通老百姓摆脱疾病、阻断或延缓亚健康而真正享受健康的生活？众所周知，国家的繁荣昌盛，离不开高素质的国民，离不开科学精神的浸染；同样，医学科学的进步和疾病预防意识的提升，需要从提高民众的医学科普素质入手。当前，我国民众疾病预防意识平均高度在世界同等国家范围内处于一个较低水平，据卫生部2010年调查结果显示，我国居民健康素养水平仅为6.48%，其中居民慢性病预防素养最低，在20个集团国中排名居后。因此，我们作为卫生管理者、医务工作者，应该努力提高广大民众的医学科学素养，让老百姓懂得疾病的规律，熟悉自我管理疾病的知识，掌握改变生活方式的技巧，促进和提高自我管理疾病的能力，逐步增强疾病预防的意识，这或许是解决我国医疗卫生体系现在所面临困境的一种很好的方式。中华医学会科学普及分会主任委员郑静晨院士领衔主编的《人生必须知道的健康知识科普系列丛书》，正是本着这样的原则，集诸多临床专家之经验，耗时数载，几易其稿，最终编写而成的。

这套医学科普图书具有可读性、趣味性和实用性，有其鲜明的特点：一是文字通俗易懂、言简意赅，采取图文并茂、有问有答的形式，避免了生涩的专业术语和难解的“医言医语”；二是科学分类、脉络清晰，归纳了专家经验集锦、锦囊妙计和肺腑之言，回答了医学“是什么？”“为什么？”“干什么？”等问题；三是采取便于读者查阅的方式，使其能够及时学习和了解有关医学基本知识，做到开卷有益。

我相信，在不远的将来，随着社会经济的进步，全国人民将逐步达到一个“人人掌握医学科普知识，人人享受健康生活”的幸福的新阶段！

中国医院协会会长 黄洁夫

二〇一二年七月十六日

序二 XU ER

科普——点燃社会文明的火种

科学，是人类文明的助推器；科学家，是科学传播链中的“第一发球员”。在当今社会的各个领域内，有无数位卓越科学家和科普工作者，以他们的辛勤劳动和聪明智慧，点燃了社会文明的火种，有力地促进了社会的发展。在这里，就有一位奉献于医学科普事业的“第一发球员”——中华医学会科学普及分会主任委员郑静晨院士。

2002年6月29日，《中华人民共和国科学技术普及法》正式颁布，明确了科普立法的宗旨、内容、方针、原则和性质，这是我国科普工作的一个重要里程碑，标志着科普工作进入了一个新阶段。2006年2月6日，国务院印发了《全民科学素质行动计划纲要（2006—2010—2020年）》（以下简称《科学素质纲要》）。6年来，《科学素质纲要》领导小组各成员单位、各级政府始终坚持以科学发展观为统领，主动把科普工作纳入全民科学素质工作框架之内，大联合、大协作，认真谋划、积极推进，全民科学素质建设取得了扎扎实实的成效。尽管如此，我国公民科学素质总体水平仍然较低。2011年，中国科协公布的第八次中国公民科学素养调查结果显示，我国具备基本科学素养的公民比例为3.27%，相当于日本、加拿大和欧盟等主要发达国家和地区在20世纪80年代末、90年代初的水平。国家的繁荣昌盛，离不开高素质的国民，离不开科学精神的浸染。所以，科普从来不是纯粹的科学问题，而是事关社会发展的全局性问题。

英国一项研究称，世界都在进入“快生活”，全球城市人走路速度比10年前平均加快了10%，而其中位居前列的几个国家都是发展迅速的亚洲国家。半个多世纪以前，世界对中国人的定义还是“漠视时间的民族”。而如今，在外国媒体眼中，“中国人现在成了世界上最急躁、最没有耐性的地球人”。

人的生命只有一次，健康的生命离不开科学健康意识的支撑。在西方发达国家，每年做一次体检的人达到了80%，而在我国，即使是在大城市，这一比例也只有30%~50%。我国著名的心血管专家洪昭光教授曾指出：目前的医生可分为三种。一种是就病论病，见病开药，头痛医头，脚痛医脚，只治病，不治人。第二种医生不但治病，而且治人，在诊病时，能关注患者心理问题，分析病因，解释病情，同时控制有关危险因素，使病情全面好转，减少复发。第三种医生不但治病和治人，而且能通过健康教育使人群健康水平提高，使健康人不变成亚健康人，亚健康人不变成患者，早期患者不变成晚期患者，使整个人群发病率、死亡率下降。

由郑静晨院士担任总主编的《人生必须知道的健康知识科普系列丛书》的正式出版，必将为医学科普园里增添一朵灿然盛开的夏荷，用芬芳的笑靥化解人间的疾苦折磨，用亭亭的气质点缀人们美好生活。但愿你、我、他一道了解医学科普现状，走近科普人群，展望科普未来，共同锻造我们的医药卫生科技“软实力”。

是为序。

中国科协书记处书记　徐延豪

二〇一二年七月二十一日

序三 XU SAN

“普及健康教育，实施国民健康行动计划”。这是国家《“十二五”规划纲要》中对加强公共卫生服务体系建设提出的具体要求，深刻揭示了开展健康教育，普及健康知识，提高全民健康水平的极端重要性，是建设有中国特色社会主义伟大事业的目标之一，是改善民生、全面构建和谐社会的重要条件和保障，也是广大医务工作者的职责所系、使命所在。

人生历程，生死轮回，在飞逝而过的时光岁月里，在玄妙繁杂的尘世中，面对七情六欲、功名利禄、得失祸福以及贫富贵贱，如何安度人生，怎样滋养健康并获得长寿？是人类一直都在苦苦追问和探寻的命题。为了解开这一旷世命题，千百年来，无数名医大师乃至奇人异士都对健康作了仁者见仁、智者见智的注解。

为此，我们有必要先弄明白什么是健康？其实，在《辞海》《简明大不列颠百科全书》以及《世界卫生组织宪章》等词典文献中，对“健康”一词都作过明确的解释和定义，在这里没有必要再赘述。而就中文语义而言，“健康”原本是一个合成的双音节词，这两个字有不同的起源，含义也有较大的差别。具体地讲，“健”主要指形体健硕、强壮，因此，有健身强体的日常用语。《易经》中“天行健，君子以自强不息”说的就是这个意思；而“康”主要指心态坦荡、宁静，像大地一样宽厚、安稳，因此，有康宁、康泰、安康的惯常说法。孔圣人所讲的“仁者寿、寿者康”阐述的就是这个道理。据此，我的理解是“健”与“康”体现了中国文化的二元共契与两极互动，活脱就像一幅阴阳互补、和谐自洽的太极图：健是张扬，是亢奋，是阳刚威猛，强调有为进取；康是温宁，是收敛，是从容绵柔，强调无为而治。正如《黄帝内经》的《灵枢·本神》篇里所讲的“智者之养生也，必顺四时而适寒暑，和喜怒而安居处，节阴阳而调刚柔，如是，则避邪不至，长生久视”那样，才能使自己始终处于一个刚柔相济、阴阳互补的平衡状态，从而达到养生、健康、长寿的目的。而至于那种认为“不得病就意味着健康”的认识，是很不全面的。因为事实上，人生在世，吃五谷杂粮，没有不得病的。即使没有明显的疾病，每个人对健康与否的感觉也具有很大的主观性和差异性。换句话说，觉得身体健康，不等于身体没病。《健康手册》的作者约翰·特拉维斯就曾经说过：“健康的人并不必须是强壮的、勇敢的、成功的、年轻的，甚至也不是不得病的。”所以，我认为，健康是相对的、动态的，是身体、心灵与精神健全的完美结合和综合体现，是生命存在的最佳状态。

如果说长寿是人们对于明天的希冀，那么健康就是人们今天需要把握的精彩。从古到今，人们打破了时间和疆界的藩篱，前赴后继，孜孜以求，在奔向健康的路上，王侯将相与布衣白丁，医生、护士与患者无不如此。从“万寿无疆”到“永远健康”，这里除了承载着一般人最原始最质朴的祈求和祝愿外，也包含了广大民众对养生长寿之道的渴求。特别是随着社会的进步、经济的发展、人们生活水平和文明程度的提高，健康已成为当下大家最为关注的热点、难点和焦点问题，一场全民健康热、养生热迅速掀起。许多人想方设法寻访和学习养生之道，有的甚至道听途说，误入歧途。对此，我认为当务之急就是要帮助大家确立科学全面的养生观。其实，古代学者早就提出了“养生贵在养性，而养性贵在养德”的理论。孔子在《中庸》中提出“修生以道，修道以仁”，“大德必得其寿”，讲的就是有高尚道德修养的人，才能获得高寿。而唐代著名禅师石头希迁（又被称为“石头和尚”）无际大师，91岁时无疾而终。他曾为世人开列的“十味养生奇方”中的精要就在于养德。他称养德“不劳主顾，不费药金，不劳煎煮”，却可祛病健身，延年益寿。德高者对人、对事胸襟开阔，无私坦荡，光明磊落，故而无忧无愁，无患无求。身心处于淡泊宁静的良好状态之中，必然有利于健康长寿。而现代医学也认为，积德行善，乐于助人的人，有益于提高自身免疫力和心理调节力，有利于祛病健身。由此，一个人要想达到健康长寿的目的，必须进行科学全面的养生保健，并且要清醒地认识到：道德和涵养是养生保健的根本，良好的精神状态是养生保健的关键，思想观念对养生保健起主导作用，科学的饮食及节欲是养生保健的保证，正确的运动锻炼是养生保健的源泉。

“上工不治已病治未病”，意思是说最好的医生应该预防疾病的发生，做到防患于未然。这是《黄帝内经》中最先提出来的防病养生之说，是迄今为止我国医疗卫生界所遵守的“预防为主”战略的最早雏形。其中也包含了宣传推广医学科普知识，倡导科学养生这一中国传统健康文化的核心理念。然而，实事求是地讲，近些年来，在“全民养生”的大潮中，相对滞后的医学科普宣传，却没能很好地满足这一需求。以至于出现了一个世人见怪不怪的现象：内行不说，外行乱说；不学医的人写医，不懂医的人论医。一方面，老百姓十分渴望了解医学防病、养生保健知识；另一方面，擅长讲医学常识、愿意写科普文章的专家又太少。加之，中国传统医学又一直信奉“大医隐于民，良药藏于乡”的陈规，坚守“好酒不怕巷子深”的陋识，由此，就为那些所谓的“神医大师”们粉墨登场提供了舞台和机会。可以这么说，凡是“神医大师”蜂拥而起、兴风作浪的时候，一定是医疗资源分配不均、医学知识普及不够、医疗专家作为不多的时候。从2000年到2010年，尽管“邪门歪道”层出不穷，但他们骗人的手法却如出一辙：出书立传、上节目开讲坛，乃至卖假药卖伪劣保健品，并冠以“国家领导人保健医生”、“中医世家”、“中医教授”等虚构的身份、虚构的学历掩人耳目，自欺欺人。这些乱象的出现，我认为，既有医疗体制上的多种原因，也有传统文化上的深刻根源，既是国人健康素养缺失的表现，更是广大医务工作者没有主动作为的失职。因此，我愿与同行们在痛定思痛之后，勇敢地站出来，承担起维护医学健康的社会责任。

无论是治病还是养生，最怕的是走弯路、走错路，要知道，无知比疾病本身更可怕。世界卫生组织前总干事中岛宏博士就曾指出：“许多人不是死于疾病，而是死于无知。”综观当今医学健康的图书市场，养生保健类书籍持续热销，甚至脱销。据统计，在2009年畅销书的排行榜上，前20名中一半以上与养生保健有关。到目前为止，全国已有400多家出版社出版了健康类图书达数千种之多。而这其中，良莠不齐，鱼目混珠。鉴于此，出于医务工作者的良知和责任，我们以寝食难安的心情、扬清激浊的勇气和正本清源的担当，审慎地邀请了既有丰富临床经验又热衷于科普写作的医疗专家和学者，共同编写了这套实用科普书籍，跳出许多同类书籍中重知识宣导、轻智慧启迪，重学术堆砌、轻常识普及，重谈医论病、轻思想烛照的束缚，从有助于人们建立健康、疾病、医学、生命认识的大视野、大关怀、大彻悟的目的出发，以常见病、多发病、意外伤害、诊疗手段、医学趣谈等角度入手，系统地介绍了一系列丰富而权威的知病治病、自救互救、保健养生、康复理疗的知识和方法，力求使广大读者一看就懂、一学就会，从而相信医学，共享健康 。

最后，我想坦诚地说，单有健康的知识，并不能确保你一生的健康。你的健康说到底，还是应该由自己负责，没有任何人能替代。你获得的知识、学到的技巧、养成的习惯、作出的选择以及日复一日习以为常的生活方式，都会影响并塑造你的健康和未来。因此，我们必须从现在开始，并持之以恒地付诸实践、付诸行动。

以上就是我们编写此书的初衷和目的。但愿能帮助大家过上一种健康、幸福、和谐、美满的生活，使我们的生命更长久！

武警总医院院长 郑静晨

二〇一二年七月于北京

前言 QIANYAN

康复医学是现代医学的重要组成部分，是研究疾病与功能、残疾与健康之间关系的学科。其以预防、评定和处理疾病及功能障碍，促进功能恢复，提高生存质量为主要内容。

随着社会的发展，健康的含义扩大了，一个健康的人不仅要有一个强壮的体魄，能抵御各种疾病侵袭，还应具备健全的精神状态、心理平衡和调节能力，以应付各种不良的心理刺激，提高在现代社会中的适应能力。

在日常生活中，有些人被疾病折磨了几十年，仍对自己所患的疾病一无所知，或者知之甚少，把治疗康复的全部希望全权交给医生。实际上，医生并不是治疗康复的主体，真正的主体是自己。就拿冠心病来讲：食物中高胆固醇，吸烟，肥胖，高血压和紧张情绪等均是引起和加剧冠心病的危险因素，这些因素属于社会、心理和行为因素，也称“自我创造的危险性”。预防冠心病，若不设法控制这些危险因素，光靠医生或药物显然是难以奏效的。至于治疗的康复手段和方法，除了药物外，诸如太极拳、气功、饮食等养生保健方法，更是医生所替代不了的。

依靠主观努力，采取一切可以保护和促进健康的自我保健术，主要依靠自身。配合医生。同不健康、虚弱、疾病、衰老做斗争已越来越被人们重视，因此迫切需要一本能系统、全面指导预防、医疗、保健、康复的医学科普书籍。为此，我们组织医学专家撰写了这本书，奉献给关心和爱护健康的人们。

在本书编写上，我们力求文字简明、通俗、易懂，内容具有实用性、针对性、科学性和可读性，使具有初中以上文化程度的人都能看得懂、用得上。我们真诚地希望此书能成为您家庭的“保健医生”。但限于作者的水平和篇幅，难免捉襟见肘，恳请读者批评指正。

许建阳

二〇一四年十月

C 目录
CONTENTS

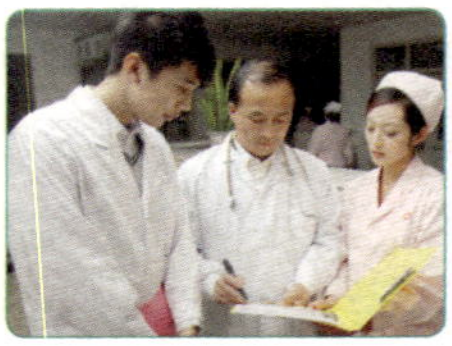
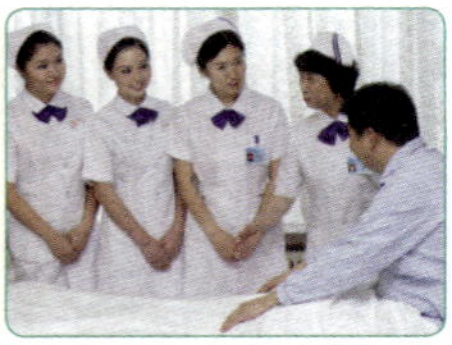

了解康复

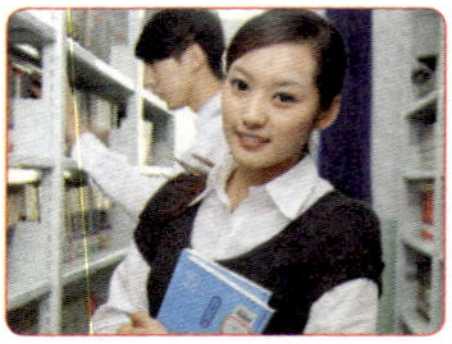
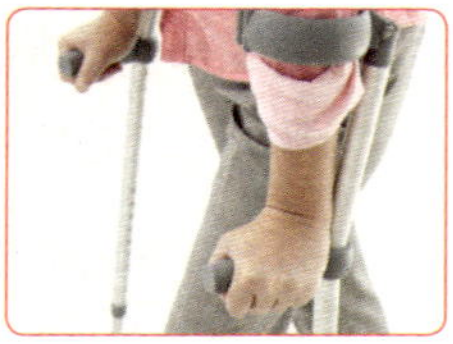

检测身体康复的程度

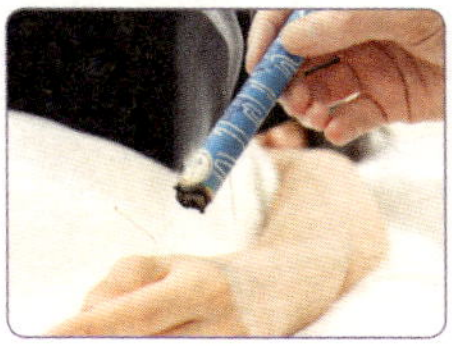

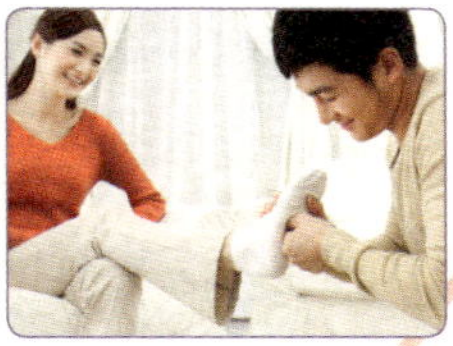

康复疗法

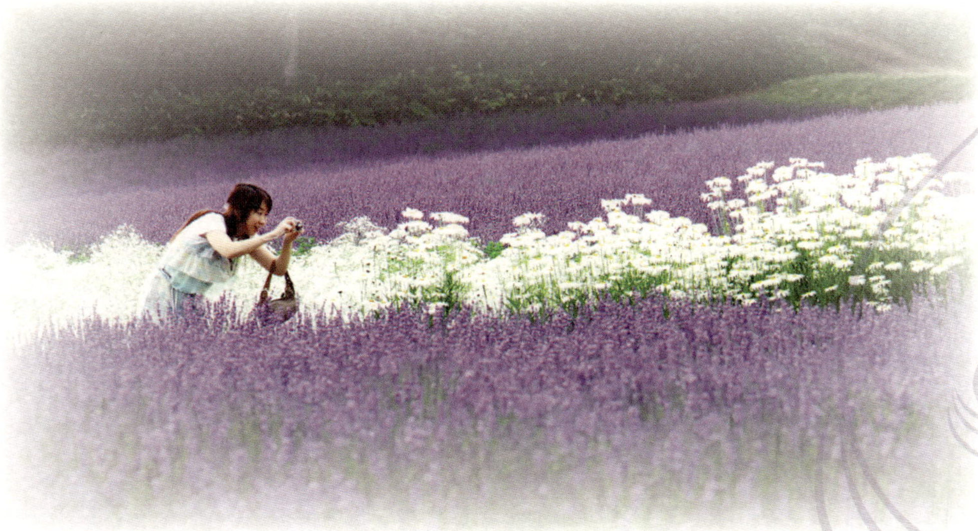

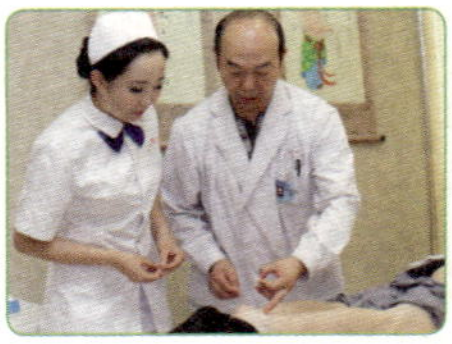

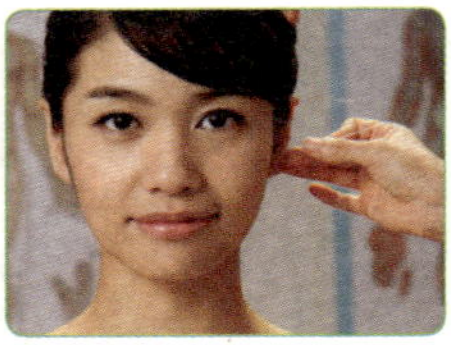

治疗篇

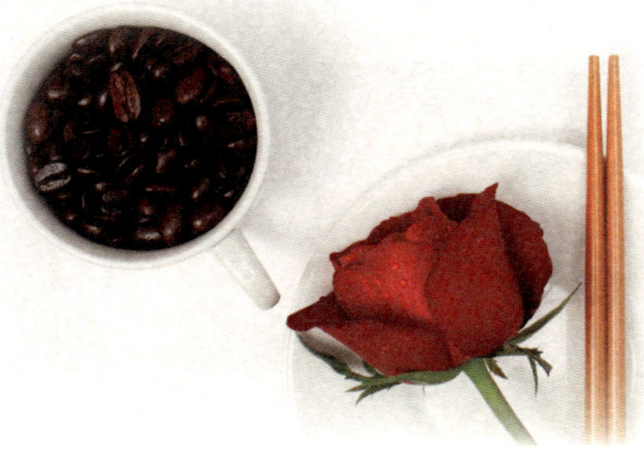

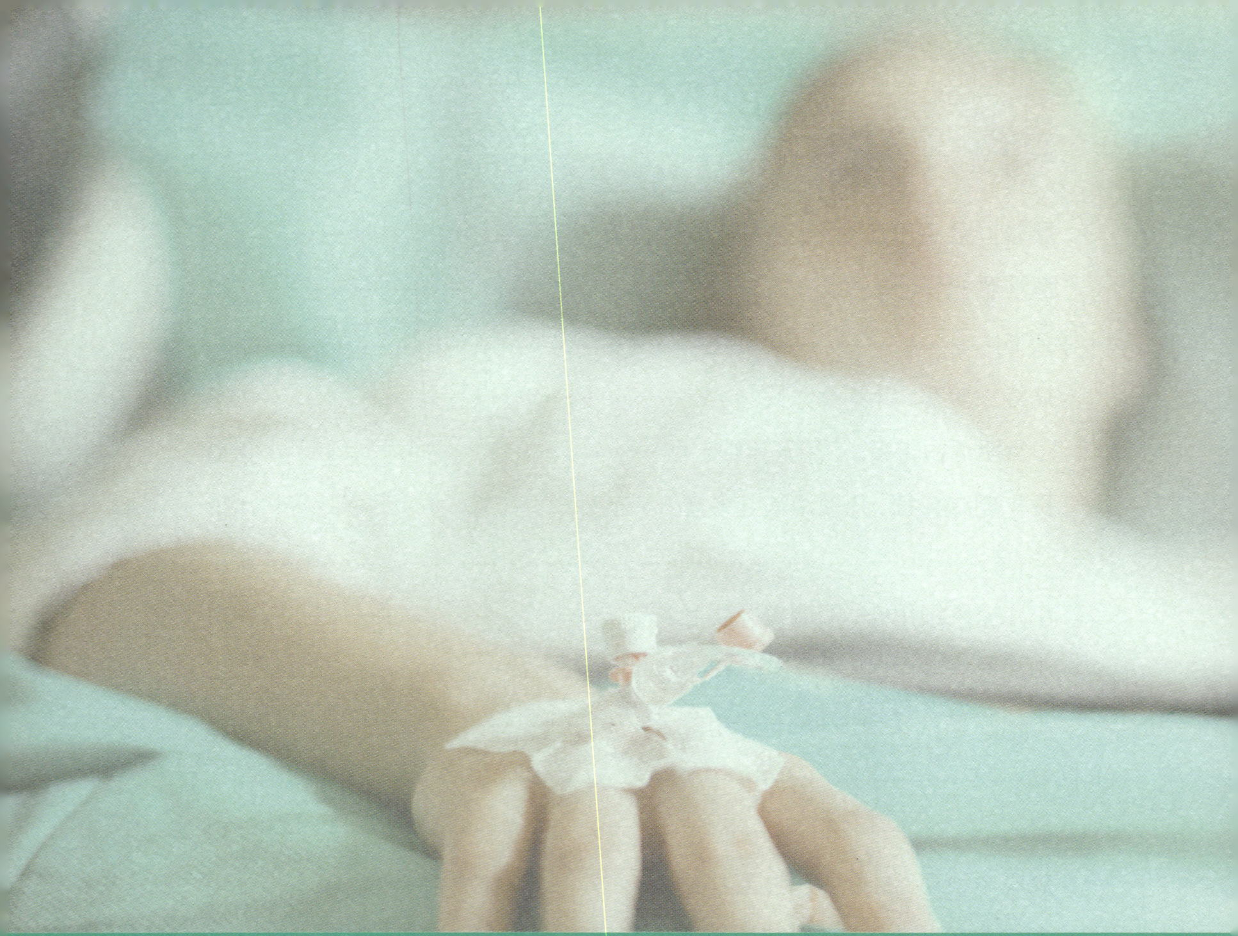

LIAOJIE KANGFU

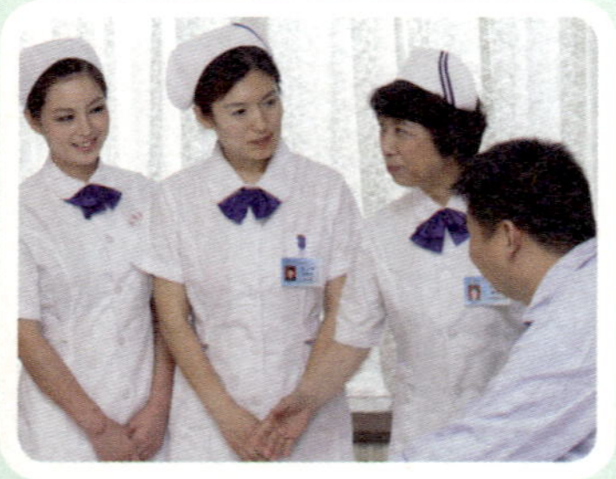

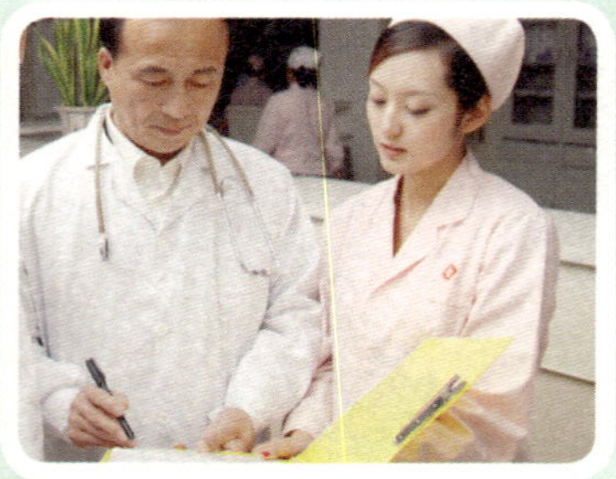

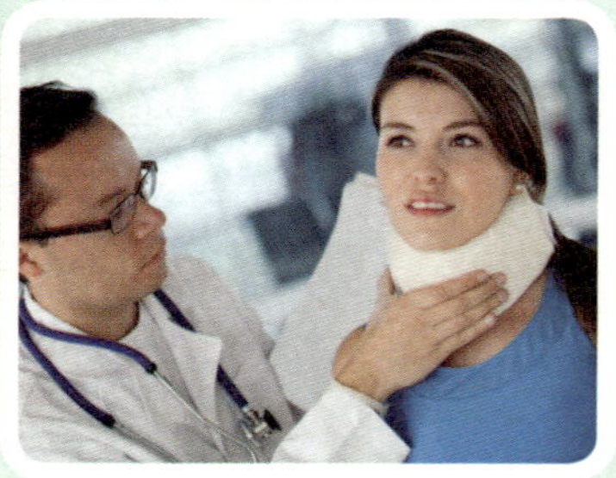

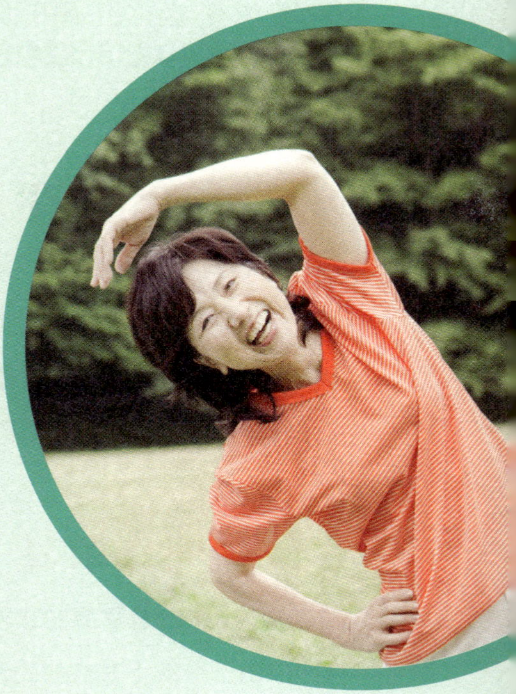

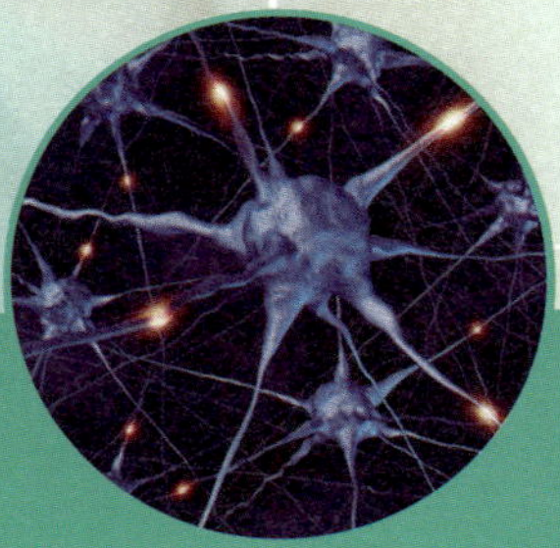

了解康复

康复在日常生活中怎么体现

在日常生活中“康复”这个词并不陌生，它与我们的生活息息相关，回头细想一下，当亲朋患病时，我们都会亲切地给予祝福“祝你早日康复”。当碰到功能障碍的老友做康复锻炼时，就会停下脚步问一声“身体复原得怎样啊？”这已经是被大家熟用的词语。

什么叫作康复

康复，也就是复原的意思，它是由理疗学、物理医学逐渐发展形成的一门新学科。由于传统上在疾病的诊断，物理疗法、职业疗法及其有关治疗中，物理因子及物理疗法一直为主要手段，康复主要面向慢性患者及伤残者，强调功能上的康复，而且是强调整体功能康复，使患者不但在身体上，而且在心理上和精神上

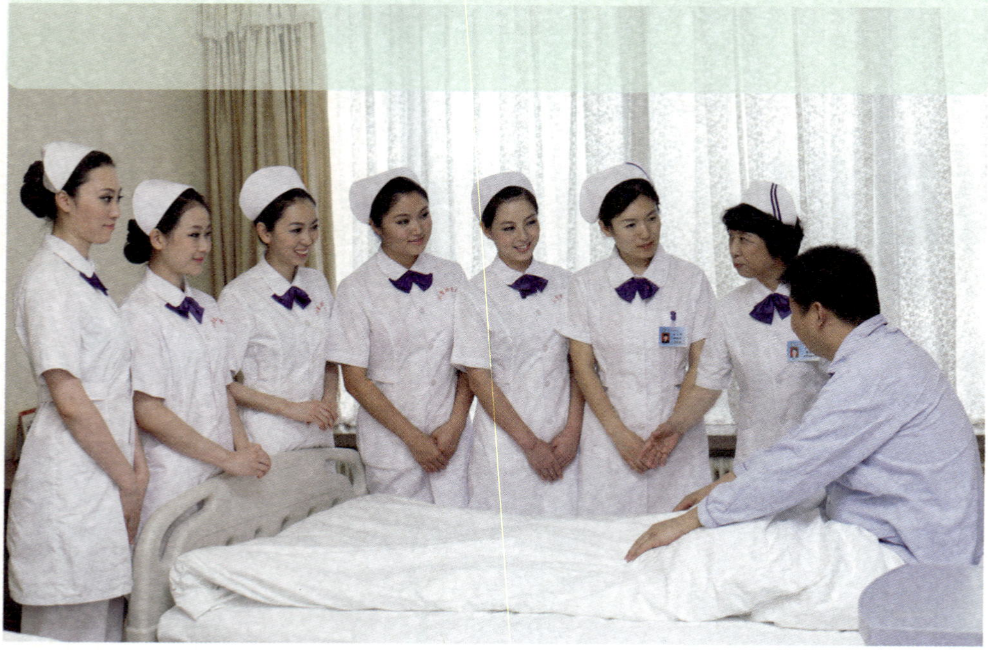

得到康复。它的着眼点不仅在于保存伤残者的生命，而且还要尽量恢复其功能，提高生活质量，重返社会，过有意义的生活。

康复医学与临床医学的联系与区别

（1）区别（见表1）

1）临床医学是以疾病为主体，以治愈为主，以人的生命为主抢救和治疗疾病。

2）康复医学是以患者为主体，以恢复功能为主，以人的生存质量为主，使有功能障碍的患者最大限度地恢复，回到社会中去。医生制订治疗方案时采用协作组的工作方法，即以患者为中心，以康复医师为主，集体讨论决定（如图1所示）。患者是主动者，可以了解自己的病情及功能状态，也可以提出自己的要求，医生起一个教师及促进者的作用。

表1 临床模型与康复模型的比较

	临床医学模型	康复医学模型
解决问题	疾病	残疾、疾病
医生的作用	行动者、知情者	教师、促进者
患者的作用	被动者	主动者
治疗定向	个别进行、未形成组	协作组工作方法
治疗手段	治疗疾病	治疗残疾
目标	祛病，恢复肌体功能	恢复、模拟、调整、促进功能

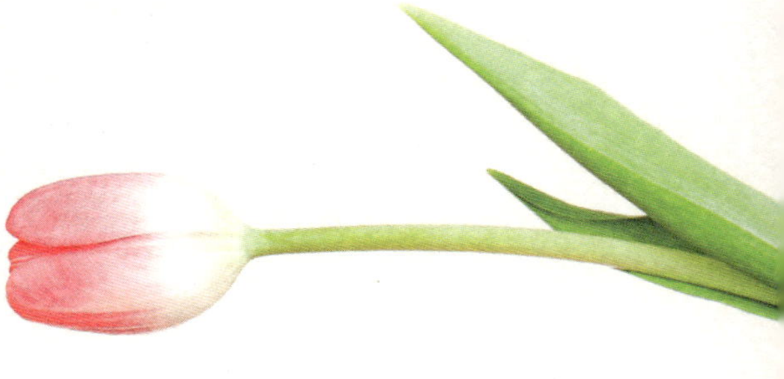

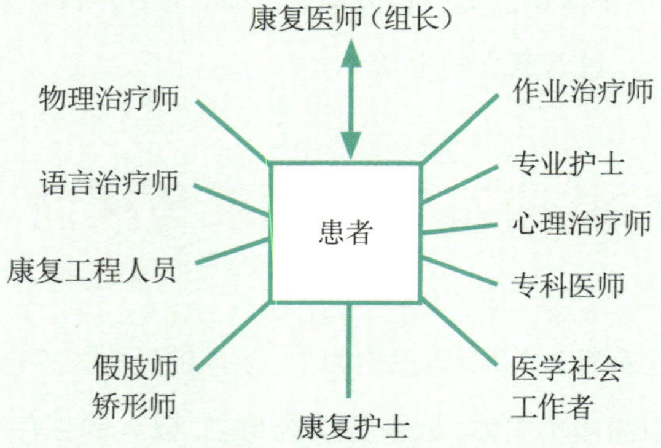

图1 康复协作组形式

（2）联系

1）临床医学的迅速发展，促进了康复医学的发展，并为康复治疗提供了良好的基础及可能性：由于临床医学的迅速发展，危重病死率明显降低，慢性患者、残疾人、老年患者增多，因此他们躯体的、心理的、社会的及职业的康复需求增加，促使了康复医学的发展；由于显微外科、影像诊断学及急救学的迅速发展，使许多外伤，急性病得到及时诊断和恰当治疗，这就为后期康复提供了可能性。

2）康复医疗贯穿在临床治疗的整个过程，使临床医学更加完善：①利用临床手段矫治和预防残疾，如小儿麻痹后遗症矫治术；②把康复护理列为临床常规护理内容之一，以利于患者身心功能障碍的防治；③从临床处理早期就引入康复治疗，康复医师及治疗师参与临床治疗计划的制订和实施。

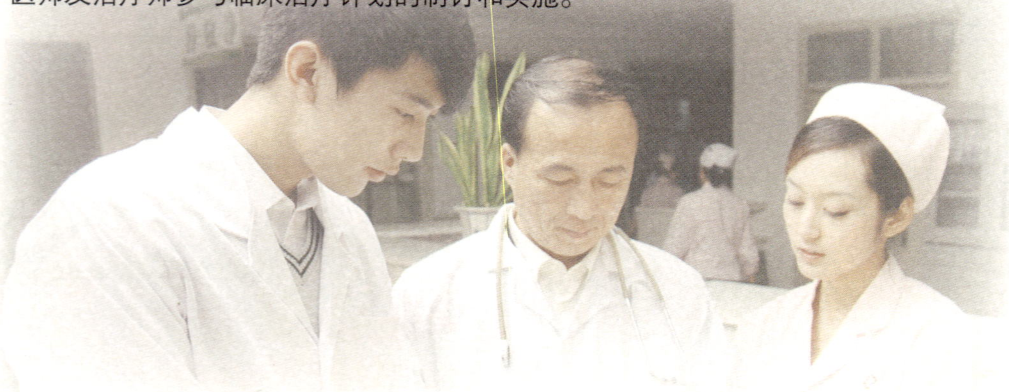

现代医学模式与健康的关系是怎样的

1977年世界卫生健康会议提出：各国政府和WHO下一个十年主要目标是到2000年世界上所有居民达到一个健康水平，即使他们进入一个社会经济丰富的生活。按照世界卫生组织下的定义，“健康是指在整个身心和社交的完好状态，而不仅仅是没有患病或体弱状态”。这个定义强调了全面的和功能上的健康，这个概念与现代医学在病因学、病理学和治疗学上的新模式互相呼应（见表2）。

表2 现代医学新模式与旧模式比较

	旧模式	新模式
病因学	生物－疾病	生理－心理－社会－疾病
病理学	病因－病理－症状	疾病－功能缺损(残损)－残疾－残障
治疗学		病理治疗 → 控制疾病
	抗生物治疗	症状治疗 → 消除症状
	症状治疗	功能治疗 → 恢复功能
	（身体）	（身体、精神、社会）

现代医学新模式认为，除生物学因素外，心理、精神、情绪和社会因素都可致病，因此在预防疾病时，不能忽视控制社会和心理的因素，不仅要重视疾病的形态学变化及其引起的疾症，也要重视功能的恢复；在治疗上，不仅要消除临床症状，而且要预防和恢复功能上的缺损，不仅要使用对抗生物学因素的方法，而且要使用调整和矫治心理、精神情绪和社会因素的方法。以健康的新概念和医学的新模式作为理论基础，指导康复治疗的三大原则，即功能训练、全面康复、重返社会。这些原则反映了在医疗上和保健上的新理论和新观念。

运动功能恢复的神经学基础是什么

中枢神经系统损伤后，运动功能恢复的生理、解剖学基础是目前许多学者探索的重点课题。

(1)脊髓的代偿

当高级中枢的功能出现缺损后，最容易出现的代偿就是低级中枢活动增强。这首先表现在最早恢复的“运动”是脊髓控制的联合反应和共同运动。它是以一些固定的异常运动模式出现的，以异常姿势反射和痉挛为基础的，主要是由于高级中枢对下位中枢的调控能力丧失而下位中枢的活动被释放出来。

(2)大脑的可塑性

中枢神经细胞轴突的再生，树突的“发芽”以及突触阈值的改变机制，在中枢神经系统内重新组织一个功能细胞集团的网络系统，实现功能重组，这就是神经系统的“可塑性”理论。

中枢神经的可塑性现象，是由突触阈值的变化，突触发芽以及突触再生所致。突触阈值变化在正常情况下，只有部分突触是经常活动，处于阈值比较低、容易被使用的活化状态；相当一部分突触阈值很高，难以被使用而呈休眠状态。在一定条件下(如中枢神经损伤)，这部分突触逐渐地频繁使用，其阈值慢慢下降，从而渐渐处于可使用的活化状态。这些处于休眠状态的突触，为中枢神经系统损伤后功能的代偿提供了可能，但这种变化是可逆的，如不再使用其阈值仍可升高，因此在偏瘫患者的运动训练中，一旦建立了正常的运动模式，即应反复训练，强化这种模式的维持。突触发芽是指在一定条件下，神经细胞的轴突末端可出现新的突起而形成新的突触现象，新生突触的阈值也会随其被使用程度而改变。突触发芽的现象在生理和病理情况下都可发生，如学习和记忆的过程就是新的突触链形成的过程。人们通过对猴脑运动皮质的研究，最早揭示了脑运动皮质功能重组的事实，并得出结论：脑损伤部位的近旁皮质出现了“功能重组”从而代偿了丧失的功能，而且脑功能也受到外界环境刺激影响，环境刺激不同，诱导相应的功能调整以适应环境的变化，因此，在治疗上采用“促通技术”，这是利用各种方式刺激运动通路上的各种神经系统，调节它们的兴奋性，以获得正确的运动输出。另一方面，脑的可塑性还受到定向的限制，如脑损伤区域较大，则在定向上限制了大脑皮质的功能重组。

(3) 同一功能在脑内有多重代表性

在执行每个功能时都有大量神经元同时活化，许多神经环路和中枢都参与其中。因此，某一部位损伤时，这个活动的执行将转换到调节这一活动的未受损的其他神经元和邻近神经元，甚至远隔区的神经元，调节每个功能活动的神经元多少，与后天环境下的运动学习有关，如人们经常进行非常熟悉的活动，参与调节区内活动的神经元及神经元环路就丰富，并在脑内几乎形成了定型，损伤后对活动反应也好，因此，同一功能在脑内有多重代表性，也是偏瘫患者具有恢复潜能的一个因素。

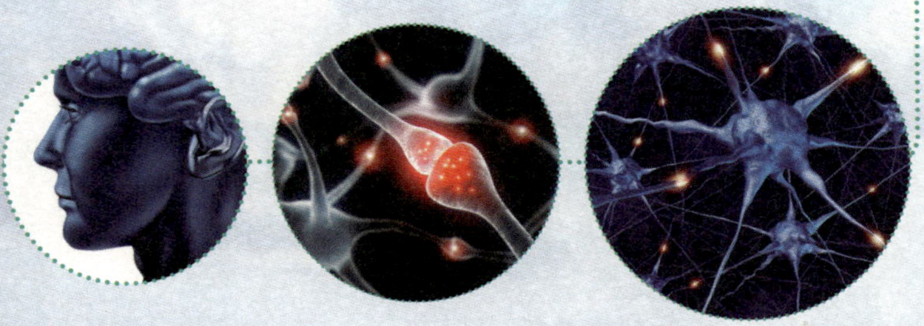

（本章编者：许建阳　王梅康　马永升）

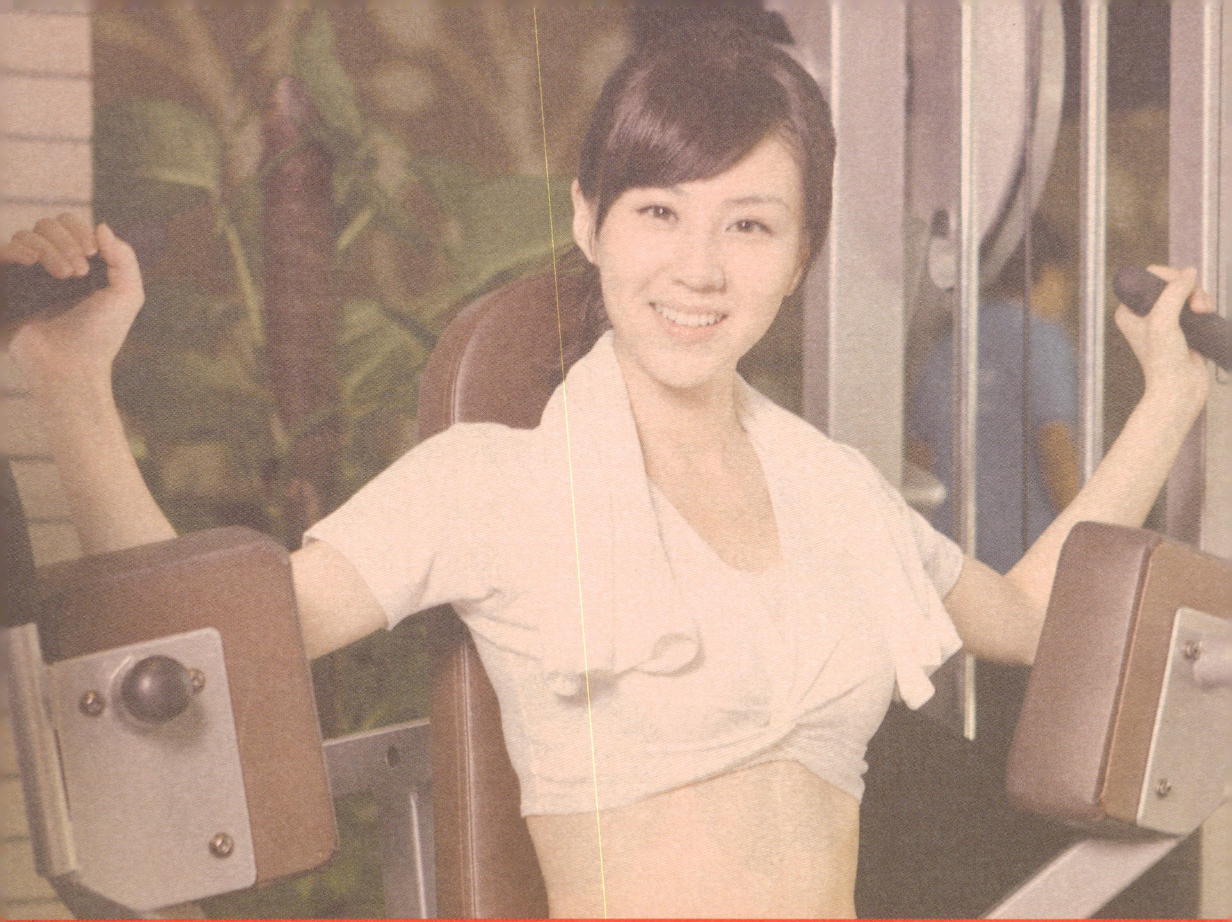

JIANCE SHENTI KANGFU DE CHENGDU

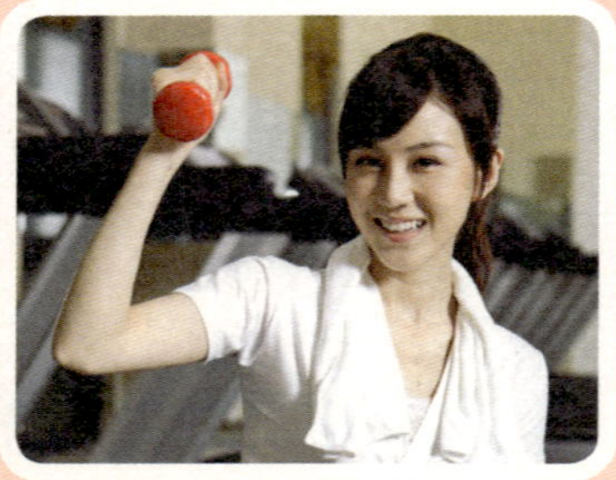

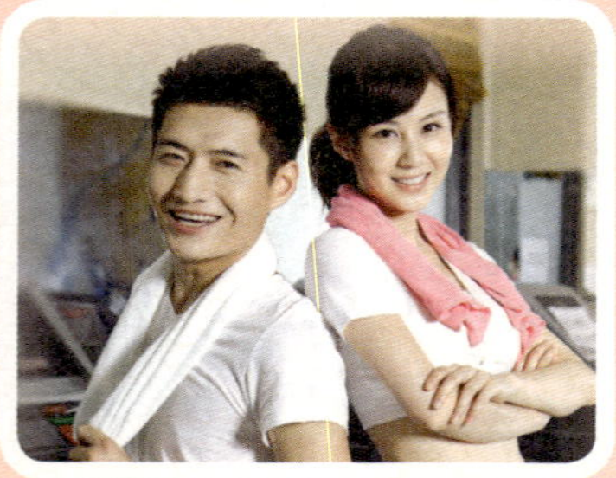

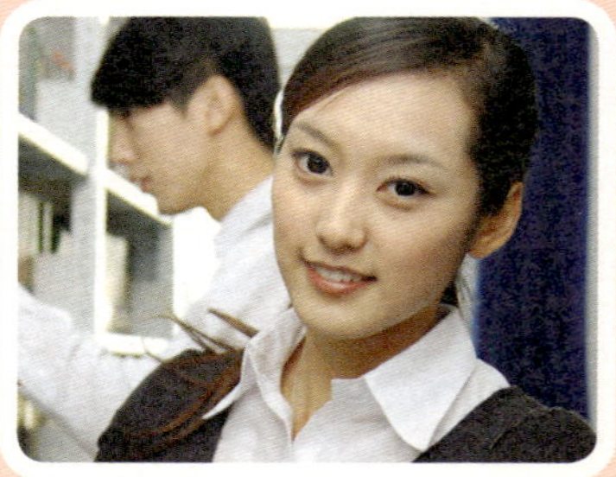

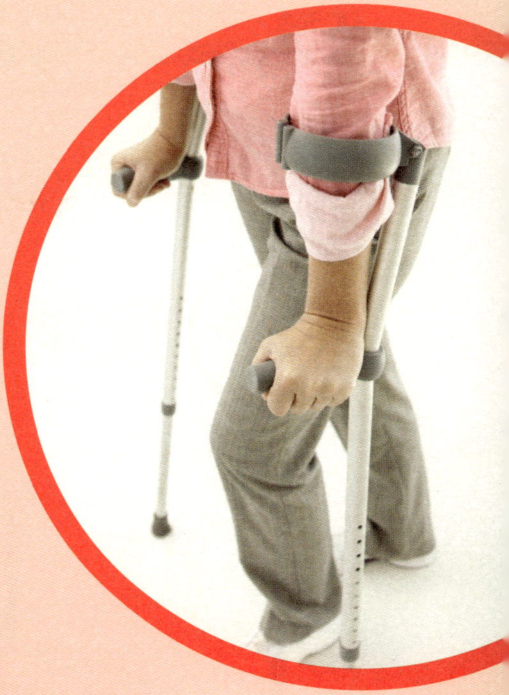

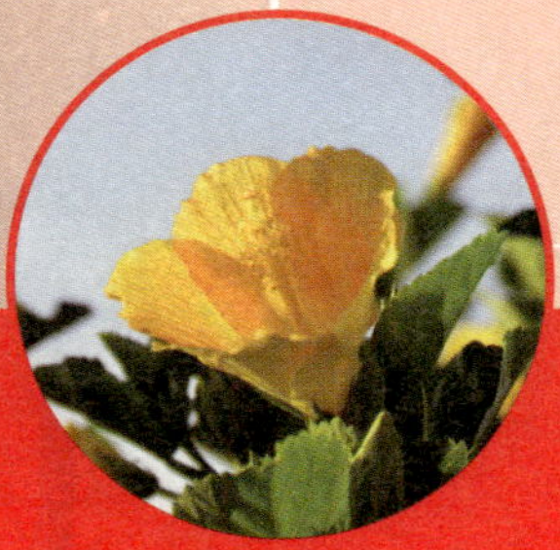

检测身体康复的程度

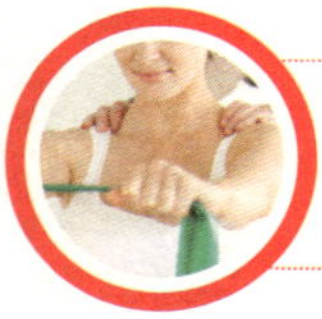

运动功能的评定

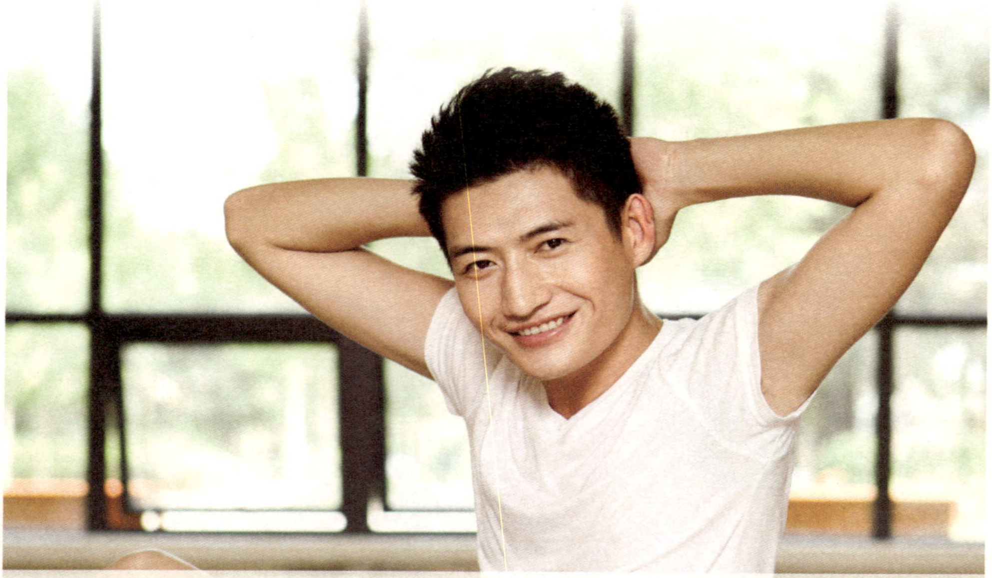

肌力评定中手法检查及分级是怎样的

临床常用的手法检查及肌力分级法是K.W.Lovett于1916年提出的，以后具体操作陆续有修改，但其原则一直未曾变。这种方法使受试肌肉在一定的姿位下做标准的测试动作，观察其完成动作的能力。必要时由测试者用手施加阻力或助力。肌力分级标准见表3。

表3 肌力分级标准

测试结果	Lovett分级	M. R. C. 分级	Kendall 百分比(%)
能抗重力及最大阻力运动至测试姿位或维持此姿位	正常（Normal，N） 正常-（Normal-）	5 5-	100 95
同上，但仅能抗中等阻力	良+（Good+，G+） 良（Good，G）	4+ 4	90 80
同上，但仅能抗小阻力	良-（Good-，G+） 好+（Fair+，F+）	4- 3+	70 60
能抗自体重力运动至测试或维持此姿位	好（Fair，F）	3	50
能抗自体重力运动至接近测试姿位，能在消除重力姿位运动至测试姿位或加小助力能运动至测试姿位	好-（Fair-，F-）	3-	40
能在消除重力姿位做中等幅度运动或加中等助力能运动至测试姿位	差+（Poor+，P+）	2+	30
能在消除重力姿位做小幅度运动或加较大助力能运动至测试姿位	差（Poor，P）	2	20
可见到或扪到微弱的肌肉收缩或肌腱活动，无可见的关节运动	差-（Poor-） 微（Trace，T）	2- 1	10 5
无可测知的肌肉收缩	零（Zero，O）	0	0

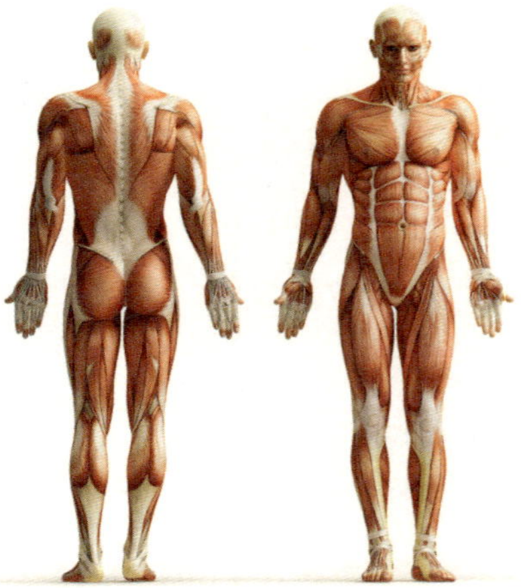

测试操作的一般程序是先将肢体放置到适当姿位，以便当待测的肌肉收缩时，能使远端肢体在垂直面上自下向上运动。必要时由测试者用一手固定近端肢体，然后令试者尽量用力收缩被测肌肉，使远端肢体对抗自身重力做全幅度运动，如能完成，说明肌力在3级或3级以上。应用测试者的另一手在运动关节的远端施加阻力，根据受试

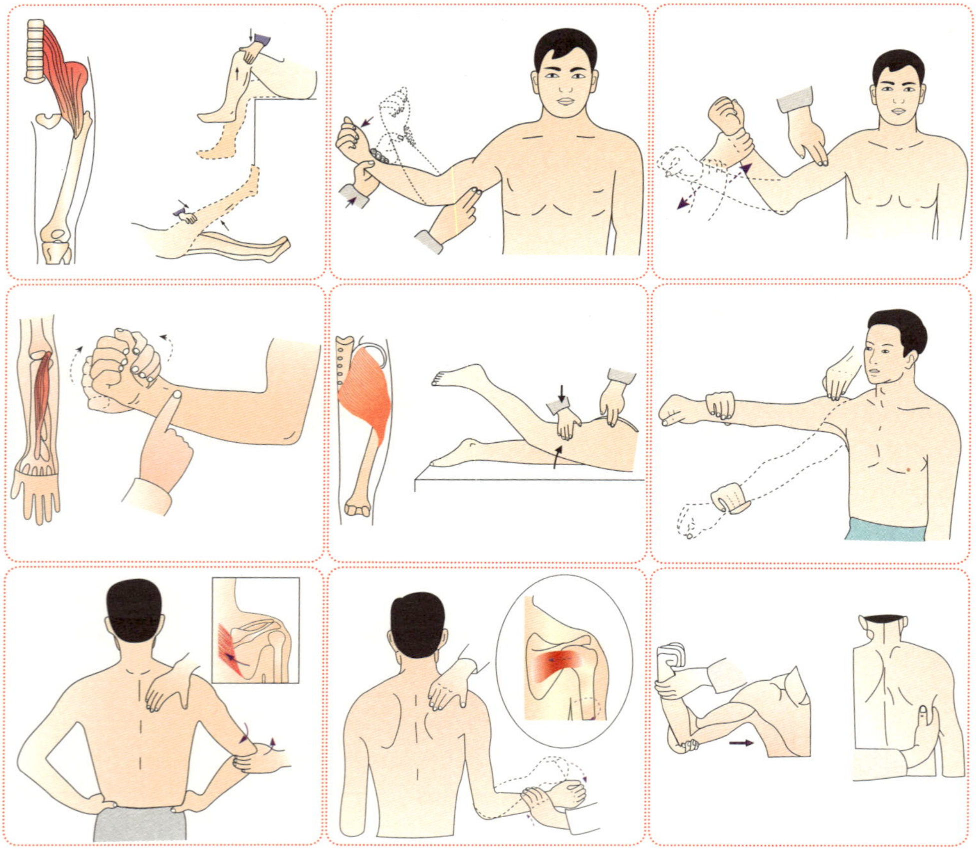

图2 肌力实验

者能克服的阻力的大小来判定肌力为4或5级。不能承受外加阻力则为3级。如不能克服重力做全幅度运动，则应调整体位，将肢体旋转90°，使肢体在水平面上运动以消除重力的作用。测试远端肌肉时可稍托起肢体，测试近端肌肉时可在肢体下放置光滑平板，或用带子将肢体悬挂，以消除摩擦力的影响。在此条件下能完成大幅度运动，可判定为2级肌力，如仅有微小关节活动或未见关节活动，但可在主动肌的肌腹或肌腱上扪到收缩感，则为1级肌力，扪不到收缩感觉为0级。在测试3级以下肌力时，为了避免改变姿位的麻烦，也可施加助力，根据所需助力的大小判定为2级或1级肌力。

这种方法虽然分级较粗略，评定时也带有测试者的主观成分等缺点，但应用方便，可分别测定各组或各个肌肉的肌力，适用于不同肌力的肌肉测试（很多器械测试仅适用于4级以上的肌力测定），故广泛应用于临床医学及康复医学实际工作。

肌力评定中器械检查的测试方式有哪些

在肌力超过3级时，为了进一步作较细致的定量评定，需用专门器械作肌力测试。根据肌肉不同的收缩方式有不同的测试方式，包括等长肌力检查、等张肌力检查及等速肌力检查。常用方法如下。

（1）等长肌力检查

在标准姿位下用测力器测定一个肌肉或肌群的等长收缩（isometric contraction）肌力。常用检查项目如：

1）握力 用大型握力计测定。测试时上肢在体侧下垂，握力计表面向外，将把手调节到适宜的宽度（见图3）。测试2~3次，取最大值。以握力指数评定：

握力指数=好手握力（千克）/体重（千克）×100

正常值应高于50。

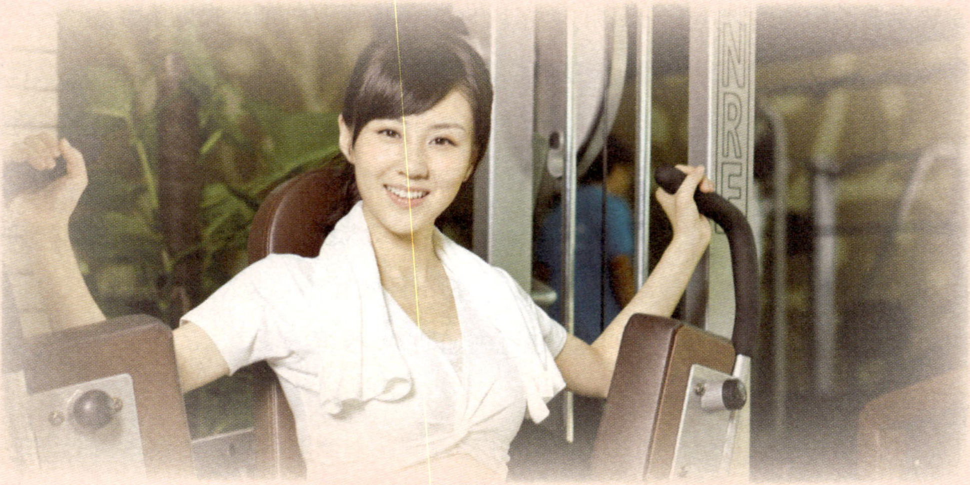

2）捏力 用拇指和其他手指的指腹捏压握力计或捏力计（见图4）可测得质量力，其值约为握力的30%。

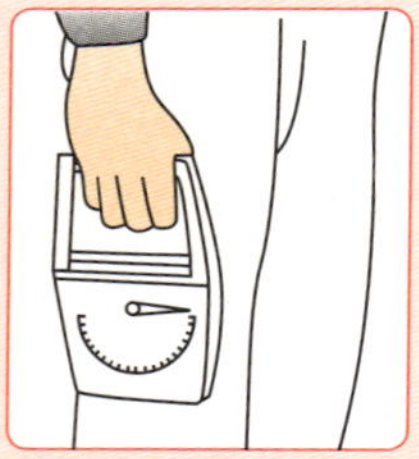
图3 握力测定

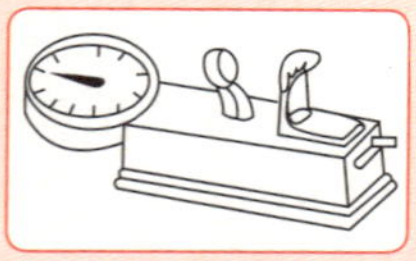
图4 捏力计

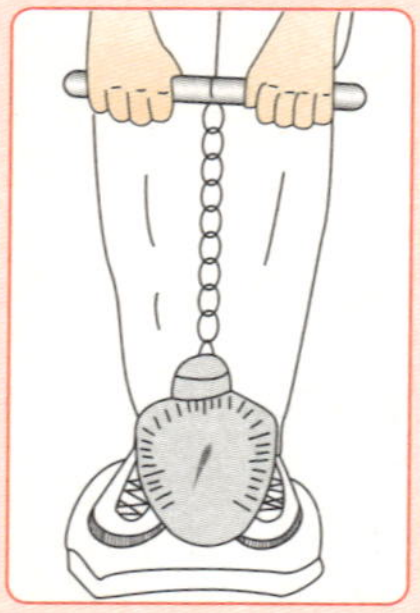
图5 拉力测定

3）背肌力（即拉力） 用拉力计测定。测时两膝伸直，将把手调节到膝盖高度，然后用力伸直躯干上拉把手（见图5）。以拉力指数评定：

拉力指数=拉力（千克）/体重（千克）×100

正常值为：男150~200，女100~150。此法易引起腰痛患者症状加重或复发，因此一般不用于腰痛患者，用俯卧位手法检查代替。

4）四肢各组肌力 测定在标准姿势下通过钢丝绳及滑轮拉动固定的测力计，可对四肢各组肌肉的等长肌力进行个别测定（见图6，图7）。这组设备可组合成一架综合测力器，以便使用。

一组国内正常中青年成人的四肢等长肌力测试结果见表4。

由表4可见，妇女上肢肌力约为男性的55%，与国外资

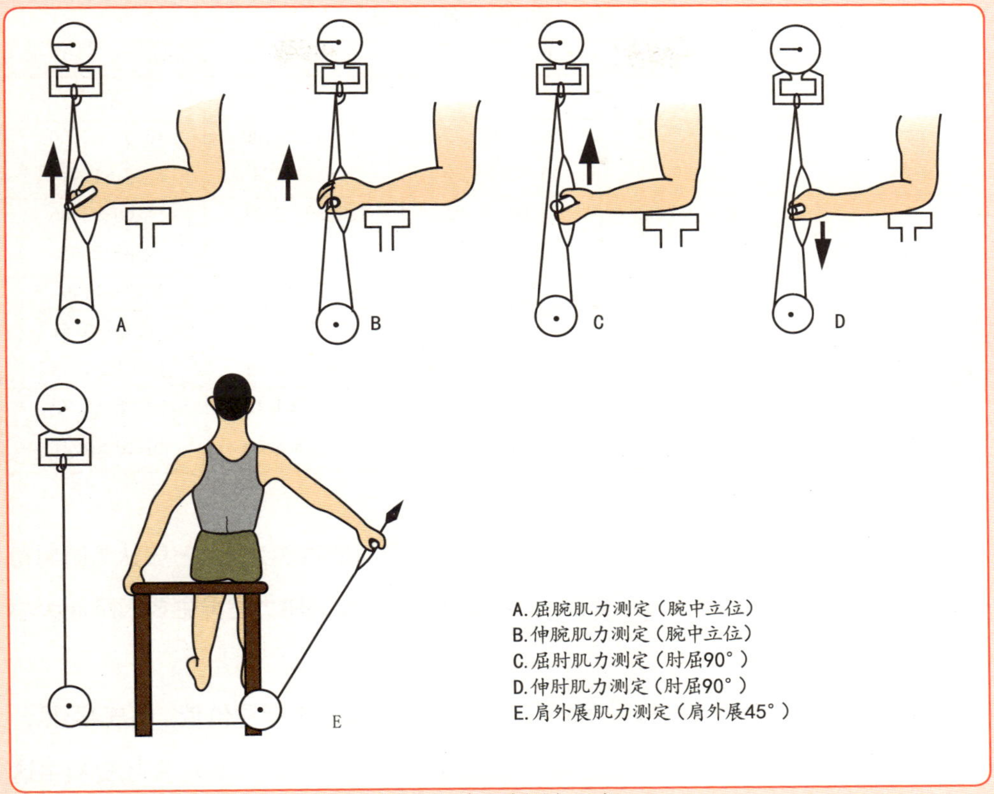

图6 上肢肌力测定示意

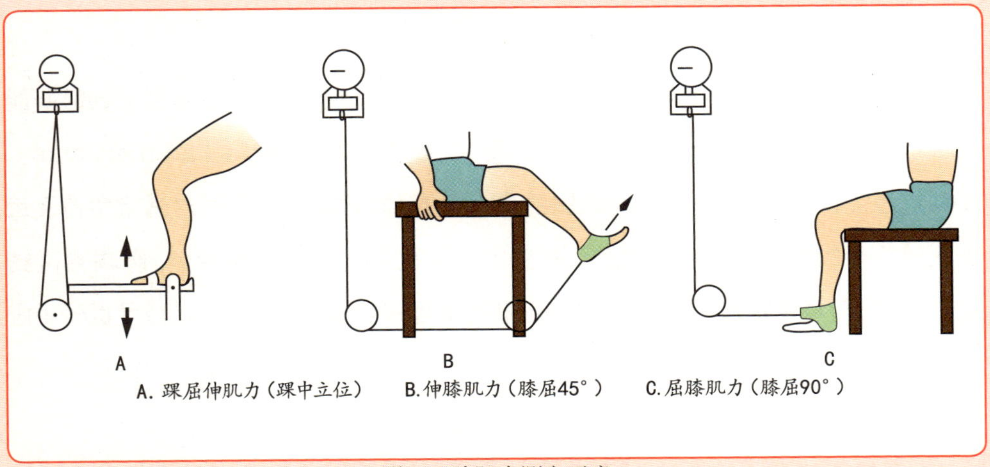

图7 下肢肌力测定示意

表4　四肢肌力等长测定*

	男（67例）		女（55例）	
	左	右	左	右
腕屈	28.15±5.89	30.27±5.70	15.32±4.40	16.37±5.00
腕伸	11.63±2.21	13.82±3.20	7.11±1.73	8.17±1.99
肘屈	19.43±4.22	21.04±4.65	10.30±2.21	11.60±3.86
肘伸	12.77±3.32	13.19±3.30	6.75±3.12	7.58±2.65
肩外展	8.74±1.68	9.35±1.83	4.17±1.53	5.49±1.49
踝背伸	19.28±4.29	19.58±4.16	11.49±3.23	11.73±3.41
踝跖屈	20.54±5.59	19.93±5.52	13.30±4.41	12.91±4.83
膝屈	19.13±5.23	19.89±5.33	11.13±4.11	12.98±3.70
膝伸	30.46±6.93	30.80±7.16	18.79±5.66	20.10±6.21

*表内数字为千克数。

料的56%相近；下肢肌力约为男性的62%，较国外资料的72%为低。一般认为肌肉每平方厘米横断面积可产生3~4千克肌力，男女相同。男女的肌力差异主要因肌腹大小不同而非肌肉质量有异。

拮抗肌的肌力对关节的稳定有意义，因而对肌力锻炼有指导价值。由表4可见，屈肌与伸肌的肌力比在腕、肘、踝、膝分别约为2:1，3:2，1:1与2:3。文献资料中这些比例有些差异，可能因调查对象及测试方法不一致。

（2）等张肌力检查

即测定肌肉进行等张收缩（isotonic contraction）使关节作全幅度运动时所能克服的最大阻力。做1次运动的最大阻力称1次最大阻力（1 repetition maximum，1RM），完成10次连续运动时能克服的最大阻力（10RM），测定时对适宜负荷及每次测试负荷的增加量应有所估计，避免多次反复测试引起肌肉疲劳，影响测试结果。运动负荷可用哑铃、砂袋、砝码等定量的负重练习器进行。此法在康复医学中应用较少。

（3）等速肌力检查

用带电脑的Cybex型等速测力器进行。测试时肢体带动仪器的杠杆做大幅度往复运动。运动速度用仪器预先设定，肌肉用力不能使运动加速，只能使肌力张力增高，力矩输出增加。此力矩的变化由仪器记录，并同步记录关节角度的改变，绘成双导曲线，并自动做数据记录。这种等速测试法精确合理，能提供多方面的数据，已成为肌肉功能检查及其力学特性研究的良好手段。

肌力检查的注意事项有哪些

为了使检查结果准确、稳定，具有较好的可重复性与可比性，应使操作过程严格规范化。要特别注意以下方面：

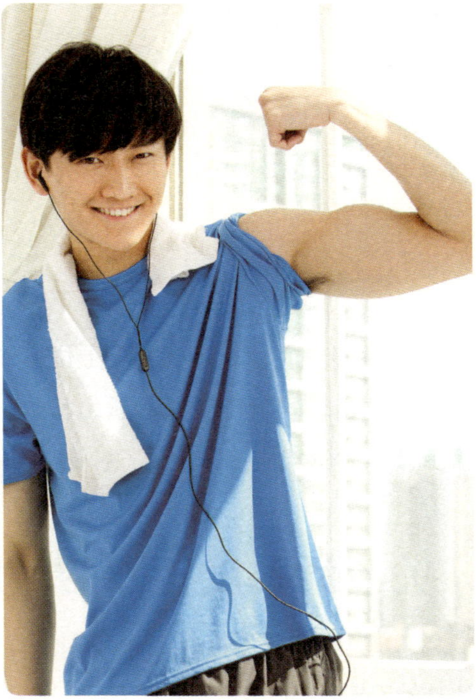

1）采取正确的测试姿位，在等长测试时要特别注意使关节处于正确的角度。

2）测试动作应标准化、方向正确，近端肢体应固定于适当姿位，防止替代动作。

3）做适当的动员，使受试者积极合作，并处于适当的兴奋状态。可做简单的准备活动。

4）规定适当的测试时机，锻炼后、疲劳时或饱餐后不做肌力测试。

5）每次测试都要做左右对比，因为正常肢体的肌力也有生理性改变。一般认为两侧差异大于10%有临床意义。

6）记录时可采用绝对肌力或相对肌力，后者即单位体重肌力。做横向比较时宜用相对肌力。

7）注意禁忌证。肌力测试特别是等长肌力测试时，持续的等长收缩可使血压明显升高。测试时如持续地闭气使劲，可引起乏氏反应（Valsalva effect），对心脏活动造成困难，有高血压或心脏疾患者慎用，明显的心血管疾病患者忌用。

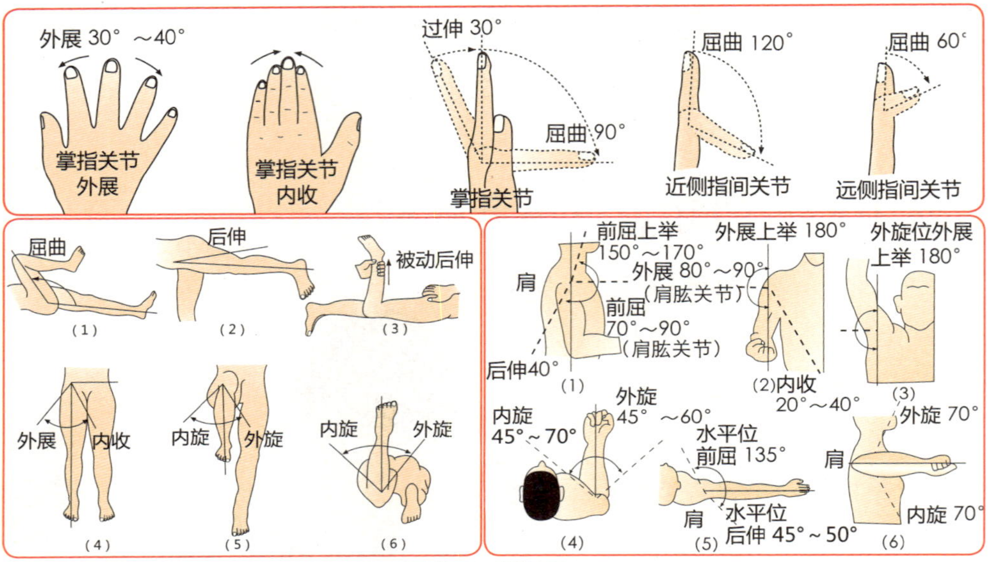

图8 肌力检查

8）注意肌力测试不适用于上位运动神经损害的运动功能评估，如脑卒中后偏瘫肢体的运动功能不宜采用肌力检查。对于中枢性运动功能障碍的评估，应采用Brunnstrom法或Fugl-Meyer法，或上田敏法。

关节活动度检查的一般事项包括哪些

1）关节活动度（rang of motion，Rom）检查的目的有：①通过检查发现阻碍关节活动的因素。②判定障碍的程度。③提示治疗方法。④作为治疗、训练的评价手段。

2）关节活动度的种类包括 ①主动活动：受检者以自力能够移动的关节活动度。②被动活动：借外力能够移动的关节活动度。③关节除被动活动外，还有非生理性的关节附加活动度（accessory），主要用于康复的手法治疗。

3）基本姿位 全身所有的关节凡按立位解剖的姿位放置者则为0°。前臂的运动手掌面在呈矢状面上状态为0°，轴、面的概念与解剖学一致。

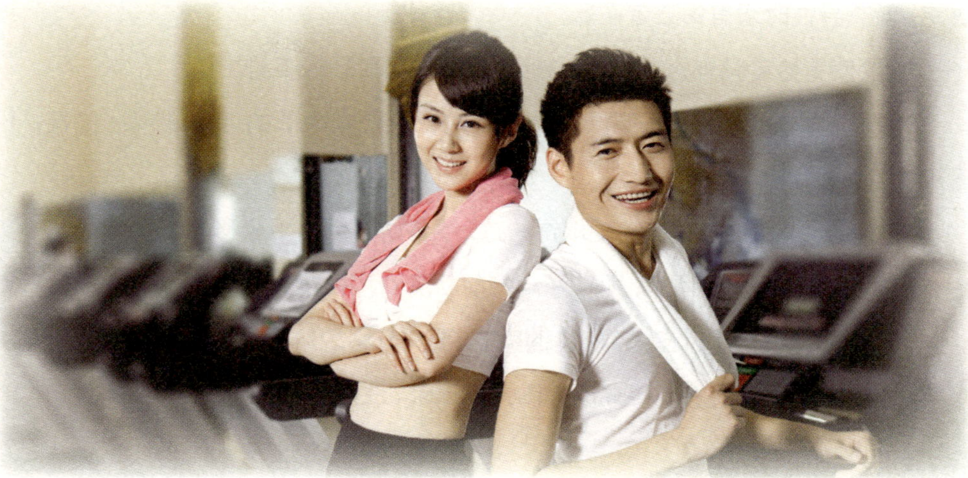

关节活动度表示方法有哪些

文献中有关关节活动度的表示方法不尽相同，一种以解剖部位为0°，不论屈或伸，当关节伸直受限时，测量的角度数可能成为负数；另一种在屈曲活动记录时以充分伸直为0°，在伸直活动记录时以充分伸直为180°，这样可避免出现负数，但会使关节总活动度的计算变得复杂化，本书采用前一种方法。

关节活动度都有哪些受限因素

1）关节骨性解剖结构异常。

2）关节周围软组织病变，如关节囊粘连、韧带损伤、肌腱挛缩等。

3）运动关节的肌肉软弱无力。

4）拮抗肌张力过高。

关节活动度测量中的注意事项是什么

1）对要测量的关节必须充分暴露，特别是对女性检查时应准备单独房间及更衣室。检查异性时须有第三者在场。

2）要使受检者精神沉着，耐心说明，以使其采取轻松姿势。

3）对基本轴的固定是很重要的。固定的位置应在关节的近位端或远位端，不能在关节处固定。

4）角度计的轴应与关节的轴取得一致，不要妨碍轴的平等移动。

5）用角度计要测量两次，即在活动的前后测量，并左右对照。

6）对有两个关节肌（多关节肌）的关节，要充分考虑肌肉的影响。

7）有关节痛时，要发现疼痛的范围并作记录，注意慢慢检查。

关节活动度测量的方法有哪些

（1）普通量角器法

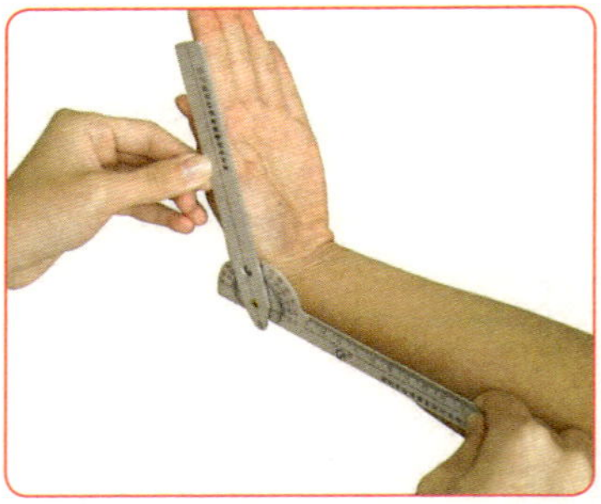

图9 关节量角器

目测ROM较为粗糙，因此一般用量角器进行检查。普通量角器用两根直尺连接一个半圆量角器或全圆量角器制成，手指关节用小型半圆量角器测量。（见图9），使用时将量角器的中心点准确对到关节活动轴中心（参照一定的骨性标志），两尺的远端分别放到或指向关节两端肢体上的骨性标志或与肢体长轴相平行。随着关节远端肢体的移动，在量角器刻度盘上读出关节活动度。各关节测量的具体操作法见表5。

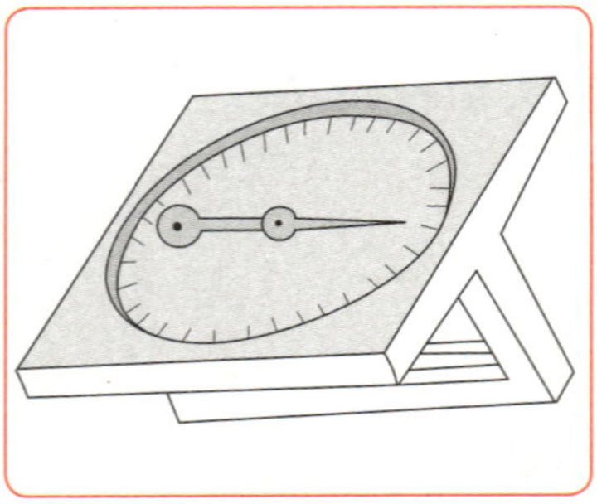

图10 方盘量角器

（2）方盘量角器测量法

范振华在1974年设计了一种方盘量角

表5 关节活动范围检查

关节	运动	测量姿位	量角器放置标志			0点	正常值
			中心	近端	远端		
肩	屈、伸	解剖位，背贴立柱站立	肩峰	腋中（铅垂线）	肱肌外上髁	两尺相重	屈180° 伸50°
	外展	同上	同上	同上	同上	同上	180°
	内旋、外旋	仰卧，肩外展肘屈90°	鹰嘴	铅垂线	尺骨茎突	同上	各90°
肘	屈、伸	解剖位	肱骨外上髁	骨峰	尺骨茎突	两尺成一直线	屈150° 伸0°
腕	屈、伸	解剖位	桡骨茎突	前臂纵轴	第二掌骨头	两尺成一直线	屈90°
	尺屈、桡屈	解剖位	腕关节中点	同上	第三掌骨头	同上	桡屈25° 尺屈65°
髋	屈	仰卧，对侧髋过伸	股骨大粗隆	水平线	股骨外髁	两尺成一直线	125°
	伸	仰卧，对侧髋屈曲	同上	同上	同上	同上	15°
	内收、外展	仰卧，避免大腿旋转	髂前上棘	对侧髂前上棘	髌骨中心	两尺成直角	各45°
	内旋、外旋	仰卧、两小腿桌缘 外下垂	髌骨下端	铅垂线	胫骨前缘	两尺相重	各45°
膝	屈、伸	仰卧	股骨外踝	股骨大粗隆	外踝	两尺成一直线	屈150° 伸0°
踝	屈、伸	仰卧	内踝	股骨内踝	第一跖骨头	两尺成直角	屈150°
							伸0°
	内翻、外翻	俯卧	踝后方两踝	小腿后纵轴	足跟中点	两尺成一直线	内翻35°
			中点				外翻25°

器，用正方形，每边长12厘米，上有圆形刻度盘的木板，加一指针及把手构成。在木盘刻度面处于垂直位时，方盘中心的指针由于重心在下而自动指向正上方。使用时采取适当姿位使关节两端肢体处于同一个垂直面上，并使一端肢体处于水平位或垂直位，以方盘的一边紧贴另一肢体，使其刻度面与肢体处于同一垂直面上，即可读得关节所处的角度。各关节测量的具体操作法见表6。

表6 用方盘量角器作关节活动度检查

关节	运动	测量姿位	量角器放置位置	量角器刻度盘方位	正常值
肩	屈、伸	站立，头、背、骶部紧贴立柱	上臂后方中段	0点指向近端	屈180° 伸50°
	外展	同上	上臂内缘中段	同上	180°
	内旋、外旋	仰卧，肩外展，肘屈90°	前臂尺侧缘中下段	0点指向远端	内旋80° 外旋90°
肘	屈、伸	坐，上臂平贴桌面	前臂中段背侧尺骨皮下面	0点对向尺骨	屈150° 伸0°
前臂	内旋、外旋	站立，上臂外侧紧贴柱面，肘屈90°，手紧握量角器把手	量角器把手紧贴掌心	0点指向桡侧	内旋55° 外旋135°
腕	屈、伸	前臂平贴桌面，掌心向下	第三掌骨背面	180°点对向掌骨	屈80° 伸70°
	尺屈、桡屈	同上，掌心垂直，拇掌屈	第二掌骨桡侧缘	同上	尺屈40° 桡屈20°
髋	屈	仰卧，对侧髋过伸	大腿前缘中段	180°点对向大腿	120°
	伸	同上，对侧髋屈曲	同上	同上	15°
	内收外展	侧卧，一直尺两端族两髂前上棘上，测此尺寸倾斜度，于内收、外展测量结果中减除之	大腿外侧中段	同上	各45°
	内旋、外旋	仰卧，两腿分开伸直	足掌内侧缘	0点指向远端	内旋50°，外旋65°
膝	屈、 伸	坐或仰卧	在肌前中段、小腿前中段各测一次，相加	180°点指向膝部 180°点指向膝部	屈160°，伸5° 屈160°，伸5°
踝	跖屈	站立足掌不离地，小腿尽量后倾	胫前缘中段	0点指向近端	40°
	背伸	同上，足跟不离地，小腿前倾	同上	同上	25°
	内翻、外翻	向患侧卧，小腿平贴诊察台，外踝在桌缘上	紧贴足掌横弓	0点指向足内侧	内翻45° 外翻20°

步态检查中的内容有哪些

从一侧的足跟着地起，到此侧足跟再次着地为止，为一个步行周期（gait cycle）。其中每一足都经历了一个与地面接触的支撑期（stance phase）及一个腾空挪动的摆动期（swing phase）。支撑期由5个环节构成，依次为足跟着地（heel stride，HS），脚掌着地（foot flat，FF），重心前移至踝上方时支撑中期

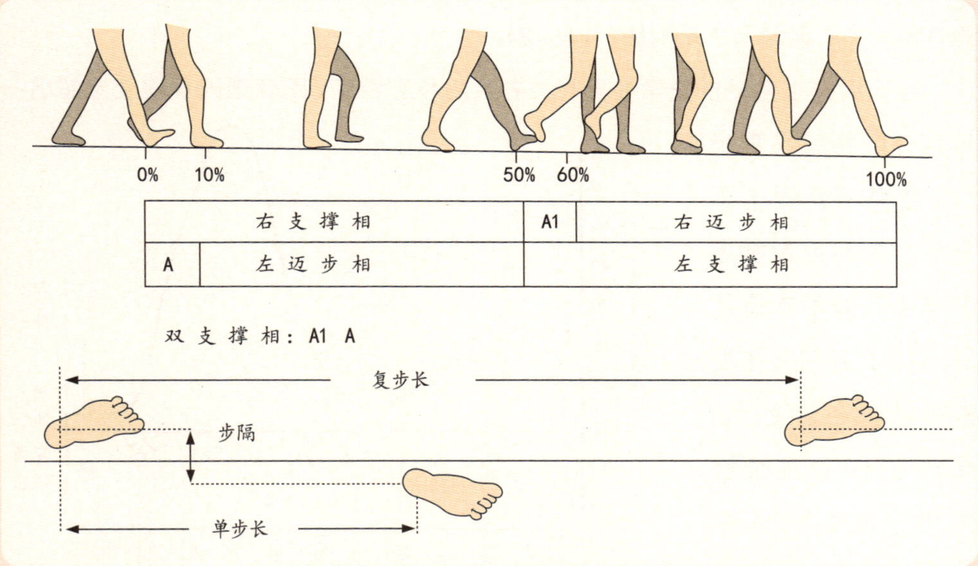

图11 标准步态分析示意图

（midstance，MSt），身体继续前移至足提起时为足跟离地（heel off ，HO），最后为足趾离地（toe-off）。摆动期从足趾离地开始，经加速期至下肢垂直位为摆动中期（midswing ，MSw），以后经减速期止于足跟着地，一侧足跟着地至另一侧足跟着地为一单步（step），至同侧足跟再次着地为一复步（stride）。

在步行周期中支撑期长于摆动期，因此每一步行周期中约有15%的时间即自一侧足跟着地至对侧足趾离地，双腿都处于支撑期，称为双侧支撑期（double support）。是为步行的特征，如没有双侧支撑，相反出现双足腾空即为跑步。

步频（cadence）指每分钟的行动步数，成人为110～120步/分，快步可至140步/分。步幅（step Length）指一单步移动的距离，与步频、身高等因素有关，一般男性为70～75厘米。

步行时身体重心沿复杂的螺旋形曲线向前运动，在矢状面及水平面上的投影各呈正弦曲线，向前运动由交替的加速及减速构成。为了使重心在轴位上的运动趋于平稳，减少上下左右移动及加速从而减少能耗，配合髋、膝、踝各关节的运动，骨盆也有前后左右倾斜及水平侧移（见图12）。

步行时以上活动的正常变异构成各人的步态特点。因病理因素使变异超出一定范围即构成异常步态。检查者熟悉了正常步态的构成及常见病理步态的基本特征后，就可以通过直接观察进行步态评定，必要时可用多维连续摄像、电子量角器及多导联肌电图等方法作分别或综合的观察，以取得肌肉、关节或身体重心在步行时的活动谱，以与正常的活动谱进行比较分析。肌肉的工作包括向心及远心收缩。

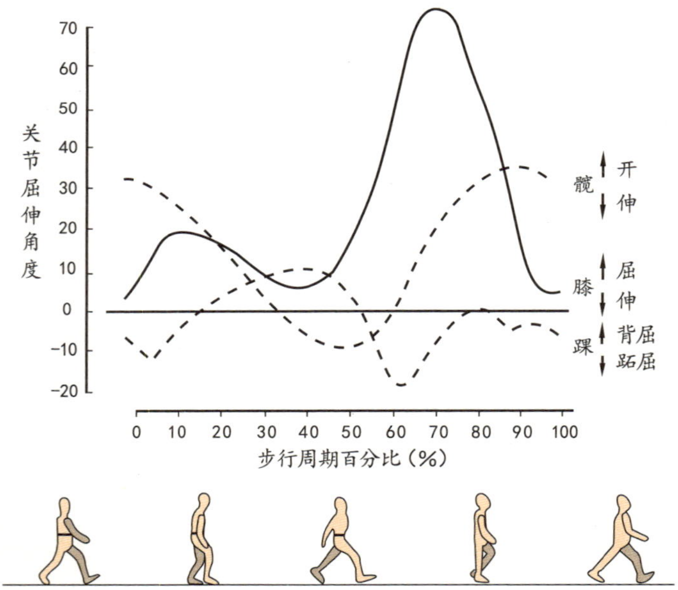

图12 常速步行时髋、膝、踝各关节的屈伸活动

正常步态效率很高，特别是以4.5～5千米每小时的速度步行时，单位距离耗能量少，此时肌电活动也最少。步行时身体前移的功实际上主要由重力及惯性提供而不是完全由肌肉收缩提供。步态异常时能耗增加，截瘫及截肢时更著，因而使步速受限，如扶拐步行的截瘫患者，步速一般限于1.6～2.4千米每小时。

常见的病理步态有哪几类

按异常步态的病理及表现，可分以下各类（见图13）。

（1）短腿步态

如一腿缩短超过3.5厘米时，患腿支撑时可见同侧骨盆及肩下沉，故又称斜肩步，摆动时则有代偿性足下垂。

（2）关节强直步态

下肢各关节挛缩强直时步态随之改变，关节挛缩于畸形姿位时改变更显著。如髋关节屈曲挛缩时引起代偿性骨盆前倾，腰椎过伸，步幅缩短，膝屈曲挛缩30° 以上时可出现短腿步态。膝伸直挛缩时，摆动时可见下肢外展或同侧骨盆上提，以防止足趾拖地。踝跖屈挛缩时足跟不能着地，摆动时以增加髋及膝屈曲度来代偿。此时患肢支撑期常有膝过度伸直，可引起膝反曲。

（3）关节不稳步态

如先天性髋脱位时步行时，左右摇晃如鸭步。

（4）疼痛步态

当各种原因引起患肢负重疼痛时，患者尽量缩短患肢的支撑期，使对侧腿呈跳跃式快速前进，步幅缩短，又称短促步。

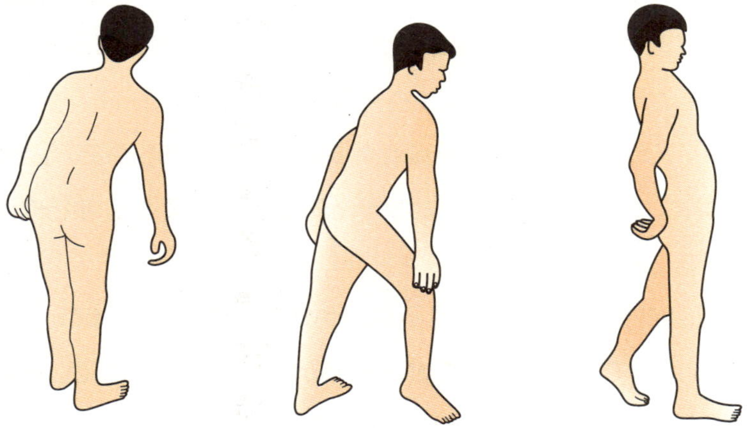

图13 病理步态

（5）肌肉软弱步态

1）胫前肌步态：胫前肌无力时足下垂，摆动期用增加髋及膝屈曲度以防足趾拖地，形成跨槛步。

2）小腿三头肌软弱时支撑后期患髋下垂，身体向前推进减慢。

3）股四头肌步态：在患腿支撑期不能主动维持稳定的伸膝，故患者使身体前倾，让重力线在膝前方通过，从而使膝被动伸直，此时髋微屈可加强臀肌及股后肌群的张力，使股骨下端后摆，帮助被动伸膝。在支撑早期，利用膝的持续过伸作为一种代偿性稳定机制，常导致膝反曲。如同时有伸髋肌无力，则患者常须俯身用手按压大腿使膝伸直。

4）臀大肌步态：伸髋肌软弱时，患者常使躯干用力后仰，使重力线通过髋关节后方以维持被动伸髋，并控制躯干的惯性向前运动，形成仰胸凸肚的姿态。

5）臀中肌步态：髋外展肌软弱时不能维持髋的侧向稳定，故患者在支撑期使上体向患侧变，使重力线在髋关节外侧通过，以便依靠内收肌来维持稳定，同时防止对侧髋部下沉并带动对侧下肢提起及摆动。两侧髋外展肌损害时，步行时上体左右摇摆，状如鸭子，又称鸭步。

（6）肌痉挛步态　因肌张力过高引起。例如：

1）偏瘫步态：常有患足下垂、内翻、下肢外旋或内旋，膝不能放松屈曲，为了避免足部拖地，摆动时常使患肢沿弧线经外侧回旋向前，故又称回旋步。上臂常呈屈曲内收，摆动停止。临床所见的偏瘫步态可有较多的变异。

2）剪刀步：又称交叉步，多见于脑瘫或高位截瘫患者。因内收肌痉挛，步行时两髋内收，两膝互相摩擦，步态雀跃不稳。内收肌严重痉挛使两腿交叉难分，步行成为不可能。

（7）其他中枢神经损害

1）小脑性共济失调时，步行摇晃不稳，状如醉汉，故称酩酊步态。

2）帕金森病或其他基底核病变时，步态短而快，有阵发性加速，不能随意立停或转向，手臂摆动缩小或停止，称前冲步态或慌张步态。

（8）奇异步态

不能用已知步态解释者应考虑是否为癔症性步态，其特点是动作表现不一贯，有时用更慢、更费力的方式完成动作，与肌力检查结果不一致，肌张力检查时可有齿轮样反应（cogwheel response）等。

怎样做步态检查

作临床步态检查时，首先应嘱患者以其习惯的姿态及速度来回步行数次，观察其步行时全身姿势是否协调，各时期下肢各关节的姿位及动幅是否正常，速度及步幅是否匀称，上肢摆动是否自然等。其次嘱患者作快速及慢速步行，必要时作随意放松的步行及集中注意力的步行，分别进行观察。并试行立停、拐弯、转身、上下楼梯或坡道、绕过障碍物、穿过门洞、坐下站起、缓慢踏步或单足站立、闭眼站立等动作。有时令患者闭眼步行，也可使轻度的步态异常表现得更为明显。

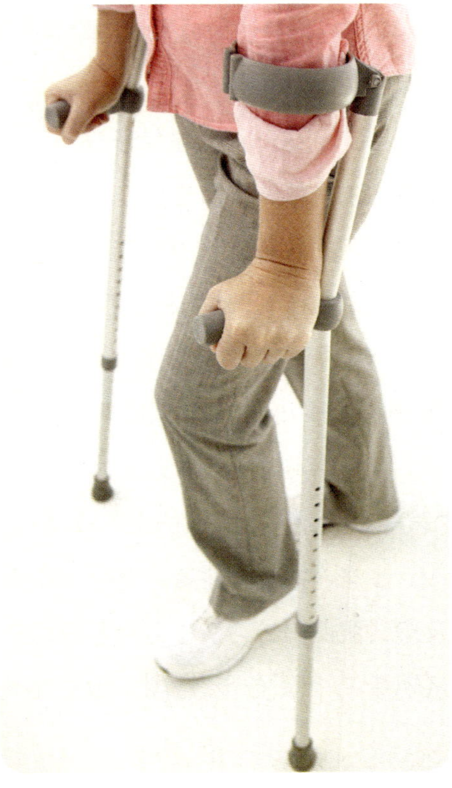

用手杖或扣拐步行可掩盖很多异常步态，因此对用拐杖步行者应分别作用拐或杖及不用拐或杖的步态检查。

步态检查常须结合一系列的基本情况检查，如神经系物理检查，各肌群肌力及肌张力检查，关节活动度检查，下肢长度测定以及脊柱与骨盆的形态检查。这些检查对确定异常步态的性质、原因及矫治方法有很大意义。

必要时在步行中作肌电图、电子量角器、多维摄像等检查，以便进行更细致的分析。

异常步态的矫治该遵循哪些原则

(1)异常步态病因的矫治

1)短腿步态患者须用矫形手术或矫形鞋来平衡两下肢的长度。

2)关节挛缩畸形时，须通过关节活动度锻炼或矫形手术改善关节活动度，消除畸形。

3)因疼痛引起步态异常时，须用理疗、局封、按摩、药物等治疗消除疼痛。因关节不稳或骨关节炎引起疼痛时，须用免荷支架减轻局部负荷。

4)肌肉软弱时，可通过肌肉锻炼得到加强。锻炼难以收效时，考虑肌肉重建手术或用支架进行功能替代。

5)肌肉痉挛时用放松练习，包括肌电反馈练习、按摩、被动牵伸、热敷或冷敷、解痉药物、神经注射或手术切除等方法缓解痉挛。

(2)步态训练

步态训练一般对着镜子进行，治疗师从旁指出需要纠正之处，指导纠正，经反复练习以求熟练掌握与巩固。步态训练应设定可以达到的近期目标。可以从步态检查中所用的各种动作中选取患者勉强可以完成但有缺点及困难的动作作为练习动作进行系统练习，达到目的后再改选难度更高的动作作为练习动作。练习时应令患者适当集中注意力，但不宜引起过度紧张，特别在肌痉挛时。练习一般每日进行1~2次，每次1~2小时，包括间歇休息，避免明显疲劳。

步行练习时应采取必要的安全措施，包括采用适当的支架、拐杖、步行器、平行杠等。或给予人工的保护或扶持，防止跌倒，并使病人有必要的安全感。

步态训练中要注意患者的全身适应能力，必要时进行坐、站的耐力练习、上肢及腹背肌肌力练习及心血管系统功能锻炼，即用上肢运动或蹬车等方式进行耐力运动练习，以适应步态异常时步行能耗的增加。

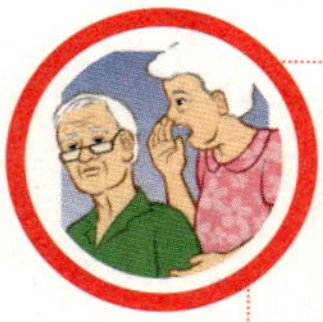

日常生活活动能力的测定

日常生活活动能力测定的内容有哪些

日常生活活动能力测定的内容较多，根据多数学者的意见，主要测定以下几个大方面。

(1)床上活动

包括在床上的体位变换、移动和坐姿平衡。

1)体位变换

①躺卧←→坐起(见图14)。

②向左、右翻身。

③仰卧←→俯卧

2)身体移动

①向上、下移动。

②向左、右移动。

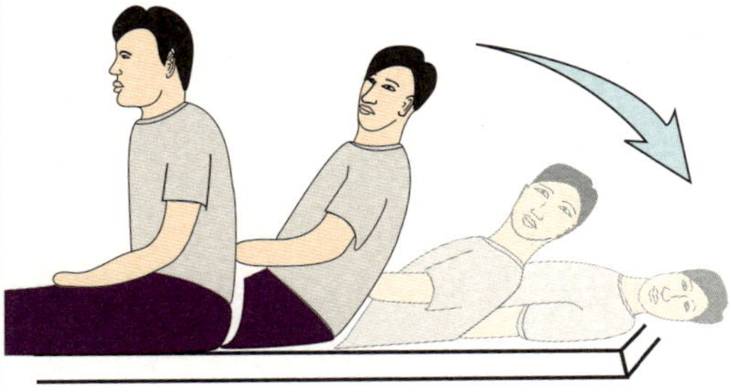

图14 躺卧—坐起

3)坐姿平衡

①躯干向前、后、左、右各方向活动及转身时的平衡 — 保持坐稳。

②手臂伸向任何一方时的坐姿平衡 — 保持坐稳。

(2)轮椅活动

包括乘坐轮椅及对轮椅的掌握：

1)轮椅←→床

2)轮椅←→厕所

3)轮椅←→浴室(包括淋浴和盆浴)

4)对轮椅的掌握(见图15)

①对轮椅的各部件的掌握。

②推动或驾驶轮椅的方法。

(3)自理活动

包括盥洗、修饰、穿衣、进食。

1)盥洗－个人卫生

①开关水龙头。

②洗漱：包括洗脸、洗手、洗头和刷牙。

③洗澡、淋浴或盆浴。

④对大、小便的处理，包括对尿壶、便盆及厕所的使用。

2)修饰－个人仪表

①梳头。

②刮脸。

③对化妆品的使用。

④修剪指甲。

3)穿衣

①穿、脱内衣、内裤。

②穿、脱套头衫。

③穿、脱对襟衫。

④扣纽扣、拉拉链。

⑤系腰带、系领带。

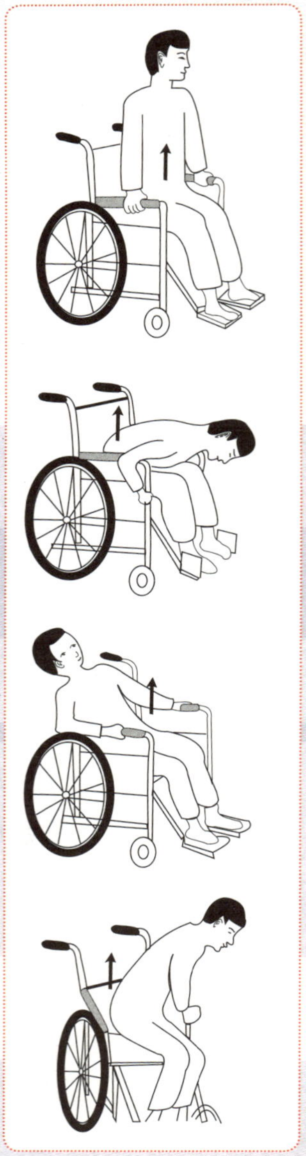

图15 轮椅的掌握

⑥穿鞋、袜，系鞋带。

4）进食

包括对餐具的使用及进食能力。

①持筷夹取食物。

②用调羹舀取食物。

③用刀切开食物，用叉取食物。

④用吸管、杯或碗饮水、喝汤。

⑤对碗、碟的把持，包括端碗、扶盘。

（4）阅读和书写

1）阅读书、报

2）书写姓名、住址

（5）使用电灯、电话

1）开、关电灯

2）打电话

①投硬币。

②拨电话。

③接电话。

（6）使用钱币

1）对钱包（钱夹）的使用。

2）对硬币、纸币的使用。

（7）行走

包括辅助器的使用及室内、外行走。

1）辅助器的使用

①使用手杖。

②利用拐杖（见图16）。

③穿戴支架、支具或假肢。

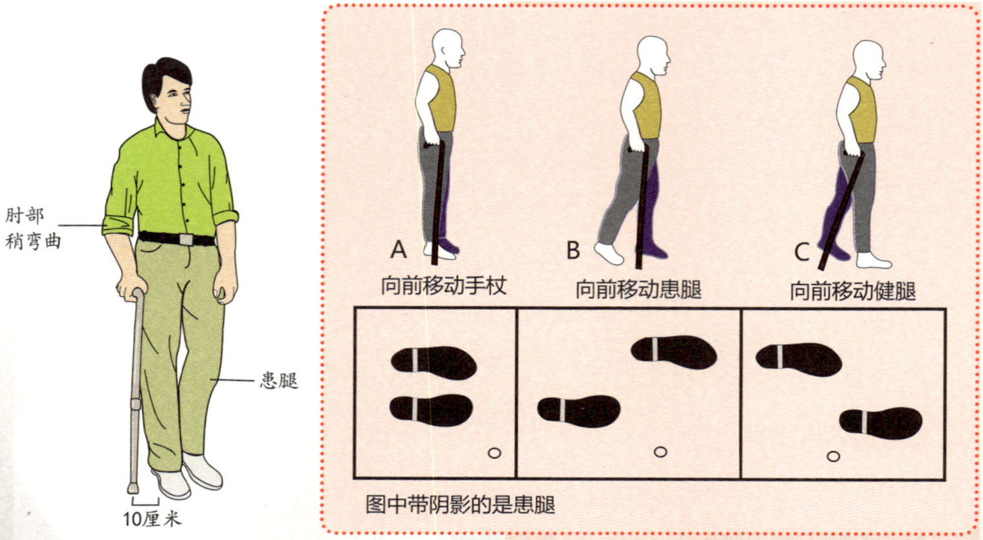

图16 使用拐杖

2）室内行走

①在水泥或泥土路面上行走。

②在地毯上行走。

3）室外行走

①在水泥或泥土路面上行走。

②在碎石路面上行走。

③上、下路边石阶。

(8)上、下楼梯

1）上楼梯（有扶手或无扶手）

2）下楼梯（有扶手或无扶手）

(9)乘公共汽车或小汽车

1）上汽车

2）下汽车

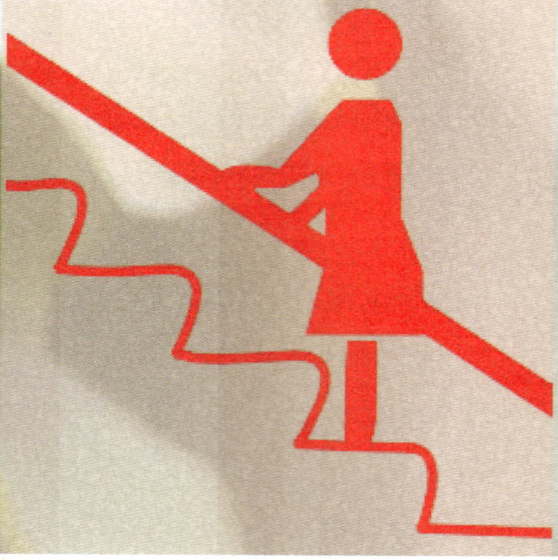

日常生活活动能力的分级方法有哪几种

五级分级法

这是根据纽约大学医学中心康复医学研究所制定的二级分法归纳整理的，即按日常生活的独立程序分成五级。

1）分级及其代表符号

①Ⅰ级：能独立活动，无需帮助或指导，用“√”表示。

②Ⅱ级：能活动，但需指导，用“S”（supervision）表示。

③Ⅲ级：需要具体帮助方能完成活动，用“A”（assistance）表示。

④Ⅳ级：无活动能力，必须依靠他人抬动或操持代劳，用“L”（lifting）表示。

⑤Ⅴ级：即指该项活动不适于患者，用“×”表示。

在上述各级中，如果患者是在有辅助装置（轮椅、矫治支具或拐杖等）的条件下进行的，则必须注明辅助装置的名称。

2）记录方式通过表格记录日常生活能力测定结果及功能进展情况。

①日常生活活动能力测定报告单见表7。

②日常生活活动能力的测试及进展情况记录见表8。

表7 日常生活活动能力测定报告单

<table>
<tr><td>姓名</td><td></td><td>性别</td><td></td><td>年龄</td><td></td><td>病室</td><td></td><td>病历号</td><td></td></tr>
<tr><td>职业</td><td></td><td>住址</td><td colspan="7"></td></tr>
<tr><td>入院日期</td><td></td><td>主管医师</td><td colspan="2"></td><td>初测日期</td><td colspan="4"></td></tr>
<tr><td rowspan="2">发病日期</td><td rowspan="2"></td><td rowspan="2">损害类型</td><td colspan="2">弛缓性</td><td colspan="5" rowspan="2"></td></tr>
<tr><td colspan="2">痉挛性</td></tr>
<tr><td>残疾情况</td><td colspan="9"></td></tr>
<tr><td>发病原因</td><td colspan="9"></td></tr>
<tr><td>褥疮情况</td><td colspan="9"></td></tr>
<tr><td>手术情况</td><td colspan="9"></td></tr>
</table>

表8 日常生活活动能力测定及进展记录

床上活动		G/1	G/2	日期	测定人
躺卧、坐起					
翻身	向左				
	向右				
仰卧、俯卧					
料理床铺					
使用床头柜					
使用信号灯					

在表中依次列出日常生活活动能力的测定项目，逐项记录测得的等级（填写等级符号）、测定日期及测定者姓名。

初次测定的记录用蓝笔记载，在G/1栏内填写等级符号，画“√”表示患者能够独立完成该项活动；画“×”表示患者不适宜做该项活动，如果患者不能完成，则在该项活动栏内留空格，不作任何标记。

进展情况的记录用红笔记载，在G/2栏内填写等级符号。

表9是床上活动的记录部分，轮椅活动、自理活动、阅读和书写、电灯电话及钱币的使用、行走、上下楼梯及乘车等项目的记录情况依此类推。

五级分级法及其记录方式简单、明确，对患者有无独立活动能力、需要哪类帮助等情况可一目了然，因此便于临床应用。

（2）Barthel 指数分级

Barthel指数分级是通过对进食、洗澡、修饰、穿衣、控制大便、控制小便，用厕、床椅转移、平地行走及上楼梯10项日常活动的独立程度打分的方法来区分等级的。记分为0~100分。100分表示患者基本的日常生活活动功能良好，不需他人帮助，能够控制大、小便，能自己进食、穿衣、床椅转移、洗澡、行走至少一个街区，可以上、下楼。0分表示功能很差，没有独立能力，全部日常生活皆需帮助。

根据Barthel指数记分，将日常生活活动能力分成良、中、差三级；

>60分为良，有轻度功能障碍，能独立完成部分日常活动，需要部分帮助；

60~41分为中，有中度功能障碍，需要极大的帮助方能完成日常生活活动；

≤40分为差，有重度功能障碍，大部分日常生活活动不能完成或需他人服侍。

Barthel指数分级是进行日常生活能力测定的有效方法，其内容比较全面，记分简便、明确，可以敏感地反映出病情的变化或功能的进展，适于作疗效观察及预后判断的手段。Barthel指数记分法见表9。

表9 Barthel 指数记分法

日常活动项目	独立	部分独立，需部分帮助	需极大帮助	完全不能独立
进食	10	5	0	
洗澡	5	0		
修饰（洗脸，刷牙、刮脸、梳头）	5	0		
穿衣（包括系鞋带等）	10	5	0	
控制大便	10	5偶尔失控	0（失控）	
控制小便	10	5偶尔失控	0（失控）	
用厕（包括拭净，整理衣裤、冲水）	10	5	0	
床椅转移	15	10	5	0
平地行走45m	15	10	5（需轮椅）	0
上下楼梯	10	5	0	

(3) 五级20项日常生活活动能力分级法

这是我国的《康复医学》试用教材中介绍的分级方法。

Ⅰ级：不能完成，全靠别人代劳。

Ⅱ级：自己能做一部分，但要在别人具体帮助下才能完成。

Ⅲ级：在别人从旁指导下可以完成。

Ⅳ级：能独立完成，但较慢，或需要使用辅助器和支具。

Ⅴ级：正常，能独立完成。

五级20项日常生活活动能力测定的内容及记分标准见表10。

表10 日常生活活动能力测定内容及记分标准

序号	项目	完成所需时间	完成情况				
			不能完成 0分	在帮助下完成 25分	在服侍下完成 50分	独立完成但较慢 75分	独立完成，速度基本正常 100分
1	穿上衣，扣衣扣						
2	穿裤子，系腰带						
3	穿鞋、袜						
4	用匙						
5	端碗						
6	用筷						
7	提暖瓶、倒水						
8	收拾床铺						
9	开、关电灯						
10	开、关水龙头						
11	用钥匙开锁						
12	平地步行						
13	上下楼梯						
14	坐上及离开轮椅						
15	利用轮椅活动						
16	上、下公共汽车						
17	刷牙						
18	洗脸						
19	洗澡						
20	用厕						

总评：2000分正常，1500分轻度障碍，1000分轻残，500分残疾，0分严重残疾。

日常生活活动能力的测定方法有哪些

(1) 直接观察法

直接观察法就是由测定者亲自观察患者进行日常生活活动的具体情况，评估其实际活动能力。测定时，由测定者向患者发出动作指令，让患者实际去做。譬如对患者说“请你坐起来”，“请你洗洗脸”，“让我看看你是怎样梳头的”，等等，要逐项观察患者进行各项动作的能力，进行评估及记录。对于能直接观察的动作，不要只是采取询问的方式，了解能做什么及完成的程度，而是竭力做到客观，避免主观，以防止患者夸大或缩小他们的能力。

(2) 间接评估法

间接评估是指对于一些不能直接观察的动作，通过询问的方式进行了解和评估的方法。譬如通过询问了解患者是否能够控制大、小便等。

(3) 日常生活活动能力测定室

日常生活活动能力测定室是用来做日常生活活动能力测定的场所，同时又是功能训练的一个单位。它为患者提供日常生活活动的基本条件，使康复医疗工作人员能够直接观察患者活动的具体情况。

日常生活活动能力测定室的设置，必须尽量接近实际生活的环境条件。具有卧室、盥洗室、浴室、厕所、厨房等必要的设备及其相应的日常生活用品。例如，床、椅、水龙头、电灯、辅助器等，而且要使一切设备、用具的安置像家里的实际情况那样，放在适当的位置上，以便患者操作。在康复中心或综合医院的康复部、康复病房内，应设日常生活活动能力测试室。北京的中国康复研究中心设有一个现代的日常生活活动能力测试室，内有卧室、浴室（淋浴和盆浴）、盥洗室、厕所、厨房几部分，包括床、椅、各式水龙头，各种门橱把手、钮、扣手、各式电灯开关、厨房灶具及手杖、拐、轮椅等辅助器及其他日常生活必需用品。室内的一些设置配备有电动开关，可根据需要调整高低及左右位置。这种测试室设备先进，使用方便，有利于日常生活活动能力的测定和功能训练。高层次的康复医疗机构可以参考。一般的康复医疗单位，可以根据各自的具体情况，设立一个符合基本要求的日常生活活动能力测试室。

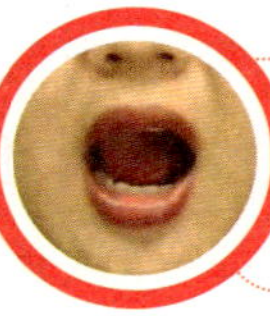

语言能力检测

什么是语言能力

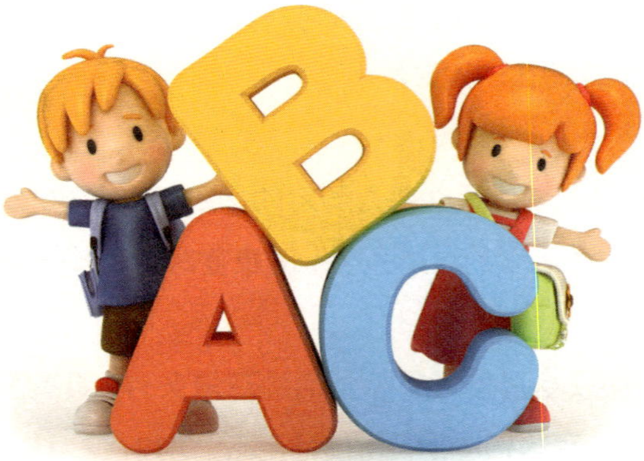

“言语”和“语言”这两个名词在汉语里经常混用，但严格地讲，两者是有区别的。言语偏重指口语，而语言除了指说话之外，还包括用书面、手势和表情表达意思的交流形态。语言交流障碍是指通过口语或书面语言或手势语而传达个人的思想、感情、意见和需要这种交流能力方面出现的缺陷（主要包括说、听、写）。言语治疗学主要是指使患者恢复正常说话能力的治疗，也有人称为语言矫治。

言语障碍的种类有哪些

可按言语组成四大要素来划分，即：

(1) 发音

声音异常与喉炎、声带增厚或麻痹等有关。其表现又分：

①音质异常（嘶哑声、气息声或鼻音过重等）；

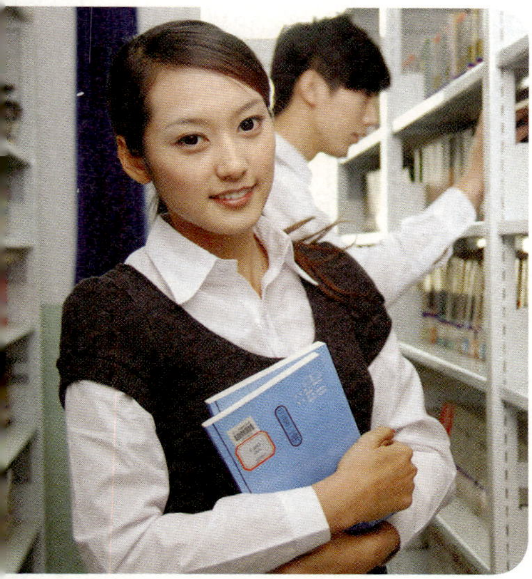

②音量异常(过大或过小);

③音调异常(过高、过低、突变)。

(2)构音

构音异常常见于构音障碍或构音器官结构异常。

(3)语言(词汇、语法、逻辑组成)

语言异常常见于脑血管病变后失语症。

(4)流畅度

流畅度异常,如口吃、重言症等。

至于造成语言障碍的原因,又可分为先天性、后天性、器质性及功能性等。

该怎样进行言语障碍的性质判定

根据言语行为的解剖生理学基础,以及言语行为的心理学结构来判定言语障碍的性质,大致可归纳为以下三类。

1)失语症是指神经系统的高级部位大脑半球发生器质性损伤,从而引起言语交际过程中语言的感知辨识、理解接受和组织运用语言以进行表达等功能的某一或某几方面的失调现象。

2)某些主要心理过程(意识、记忆、思维等)的失调和心理异常造成的言语障碍和精神病的言语障碍,包括:①言语障碍是某些大脑器质性疾病时的意识、思维、记忆失调的继发后果。如昏迷时,患者对外界经常会缺乏包括言语在内的一切交互活动。思维记忆失调时,患者的言语交往常常表现为不符合实情,逻辑混乱;②智能障碍:在个体言语能力习得之前,先天性脑发育不全和智能不足常会干扰和阻碍言语的正常发展。后天性器质性脑病的智能障碍则常使已经获得的言语能力遭到破坏;③精神病的言语异常;④癔症性失音和失语;⑤口吃是较为常见的口语言语障碍。

社会人群大约有1%的人患有口吃病，儿童患病率高达6%～6.6%。它是语言治疗的一个重要内容。口吃的原因，至今尚无统一认识，但总的说是一种心理性疾病。口吃的表现为说话不流利，重复发音，特别是句首的第一字音的重复为多，字音延长，语流中断，言语节律失常，常伴有情绪紧张，面部及身体的过度动作。

3）非大脑半球的中枢和外周神经，听、视器官，发音器官，手部肌肉等言语功能单元受损伤引起的言语障碍，声带、共鸣器官，口部言语运动肌肉，外周和脑干中枢支配言语运动肌肉的运动神经的损伤，都会引起语音失常而影响口语交流。尤其是听觉有障碍对口语交际影响极大，手部运动肌肉和神经的病变则因影响书写而造成书面语言的表达障碍。

以上三类言语障碍中，大脑损伤引起的失语和言语障碍是性质最复杂的言语障碍。它是言语康复的主要对象，更是神经康复的主要内容。

我国的汉语语言功能检测法是什么

我国使用的汉语与西方语甚至日本拼音迥然不同。就文字来说，汉字基本上属表义文字，每个汉字是一个音符，它像一幅图画，就语法体系来，汉语有严格的词序的约束，但无严格的词形变化，属于孤立语形。汉字通常是只有一个音节的单音字，一个汉字有时就是一个代表独立意义的语词，它不与拼音语中字母等价。汉字构形大部分属于嵌进结构，每个汉字都由最基本的笔画组成，例如居中结构与偏旁结构。

我国幅员辽阔，民族众多，人群的文化参差不齐，地方语言和民族语言种类繁多，生活内容差异较大。语言作为人的一种生活交流工具，具有很大的社会性，因而受文化、生活习惯、语言习惯等因素的影响和制约，与国外有许多差异。因此，对测验内容的编排必须充分考虑这些因素，否则将影响评测结果的真实性。

目前国内尚无统一的语言功能评测法。较常用的是由河北省医院张清丽等人编制的失语症汉语评测法。此法设计的条目框架是以国外通用的波士顿失语症诊断评测法为依据，而测验中选用的具体内容则充分考虑到汉语语言的特点、基本能客观、标准地反映出患者语言的功能状态。

这项评测法以各种量表形式对失语症的语言功能和非语言功能分别进行计分测量。语言功能评测包括：①对话；②听力理解；③言语表达；④书写；⑤拼读理解；⑥新闻记录句子和段落；⑦描述书写；⑧听写名字；其中各项又设有许多细目。另外还设立了失语症严重程度分级标准和言语特征分级。非语言功能评测有利于对失语症进行分类，判断病变部位及帮助确定治疗方案。这方面有：结构障碍的检测，计算能力的检测和钟表时间调整等项目。

语言功能检测时需要注意哪些事项

1）向患者和家属讲明检测的目的和要求，以取得配合。

2）在分测验的某一程度，当患者不能明显进一步得分时，应停止测验，以免患者窘迫、紧张，以致拒绝检测。

3）当患者不能作出答案时，检测者可做示范，但不能记分，只有在无帮助情况的回答才能得分。

4）患者如答错而不知错或连续失败，也不应使他为难，此时可将分测验拆散，先简后难，以提高兴趣和动力，使测验能顺利通过。

5）与患者言语一致的发音笨拙不扣分，但不能有言语错乱，在每个项目中3次失败后可中断测验。

6）测验中最好录音，可为检测者提供判断其程度和性质的机会。

7）检测一般在1~1.5小时内完成。但失语症患者容易疲劳，最好分几次完成检查，并选择患者头脑较为清醒时检测。

（本章编者：许建阳　王梅康　李静）

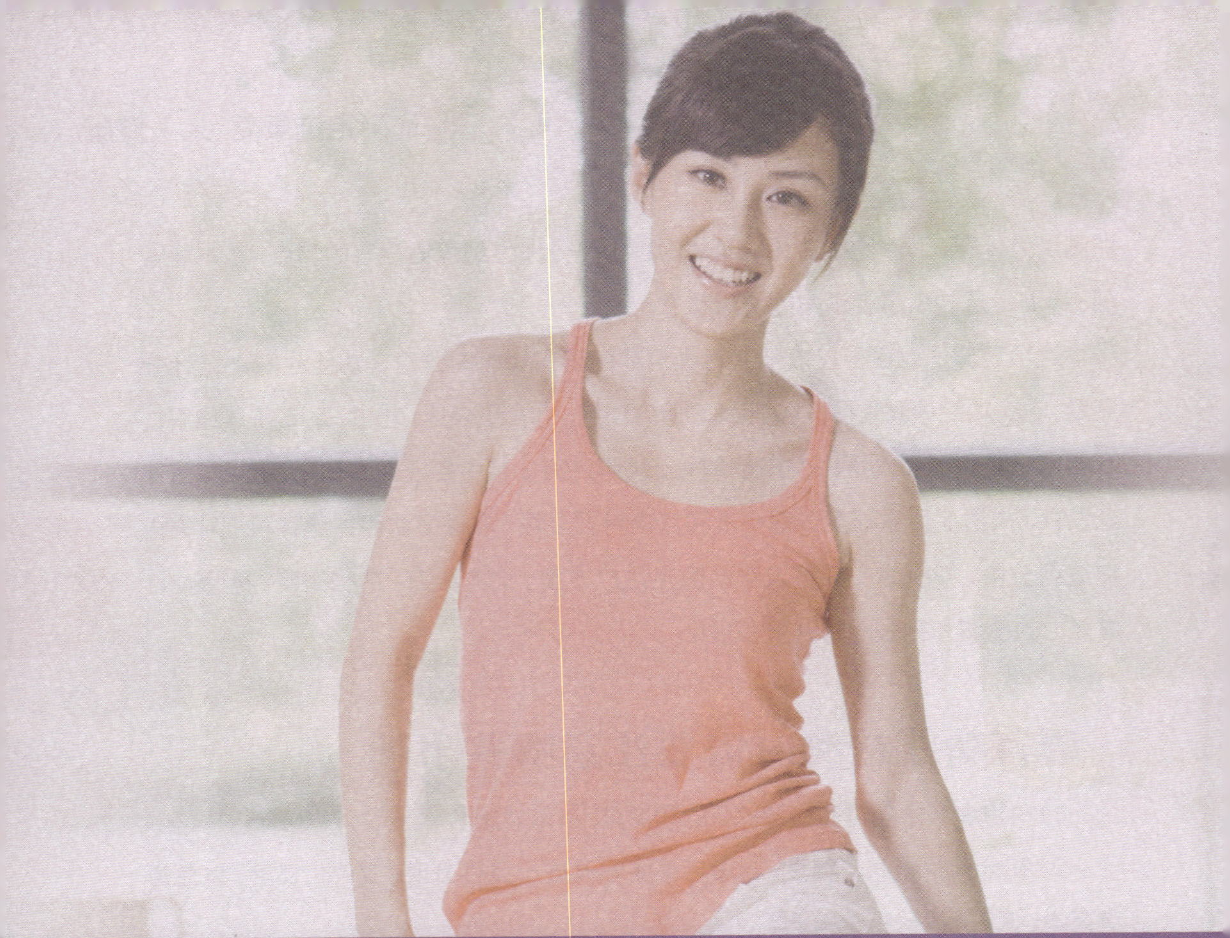

KANGFU LIAOFA

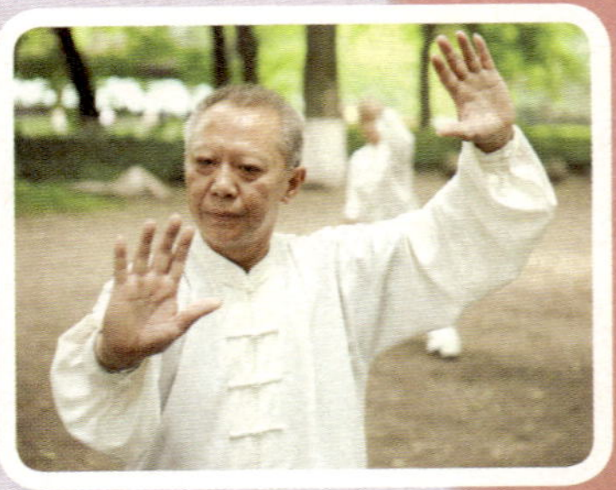

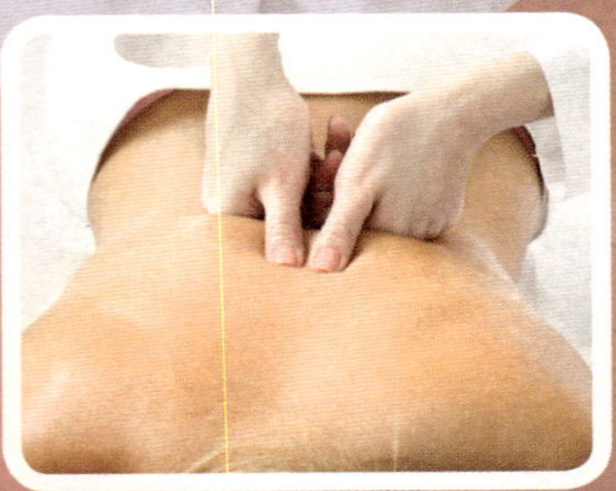

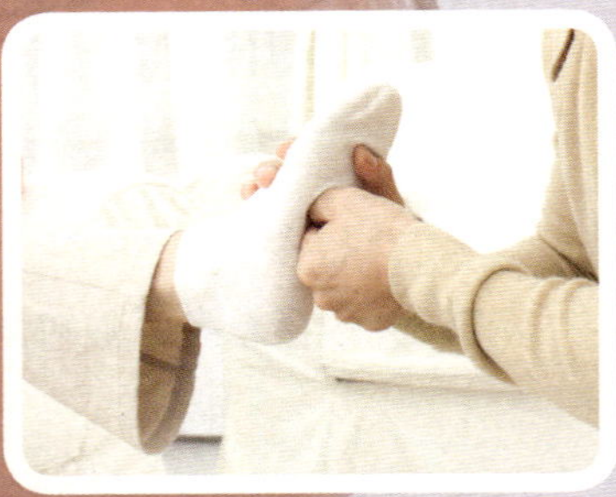

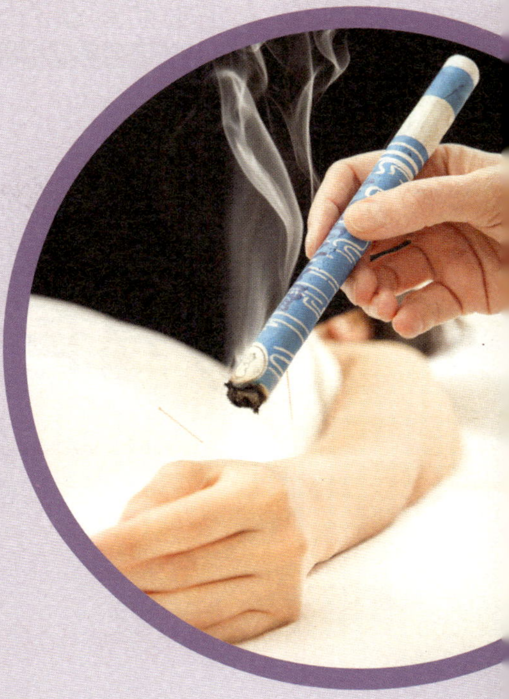

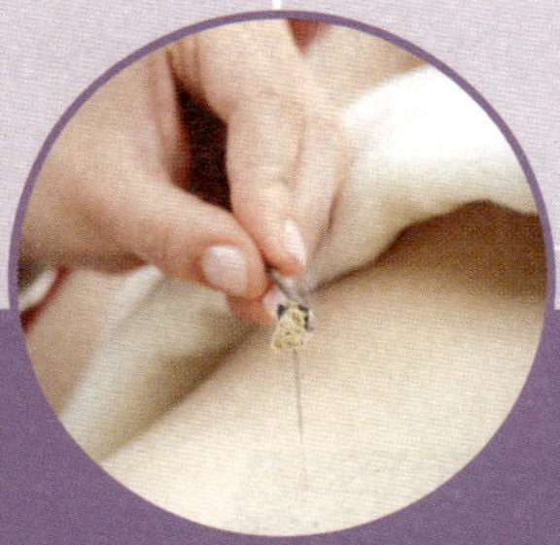

康复疗法

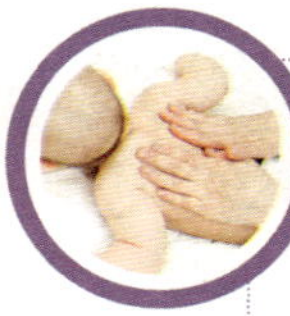

绿色先行者——推拿康复法

推拿和按摩有什么区别

推拿和按摩没有区别。推拿又称为按摩，古代称为膏摩，踩跷，不管是推拿还是按摩，它代表的都是一种手法，推法、拿法、按法、摩法。推拿是一种用手或身体的其他部位或借助特定的工具，在人体体表一定的部位或穴位上，有目的地实施良性刺激，借以达到防病治病的目的。

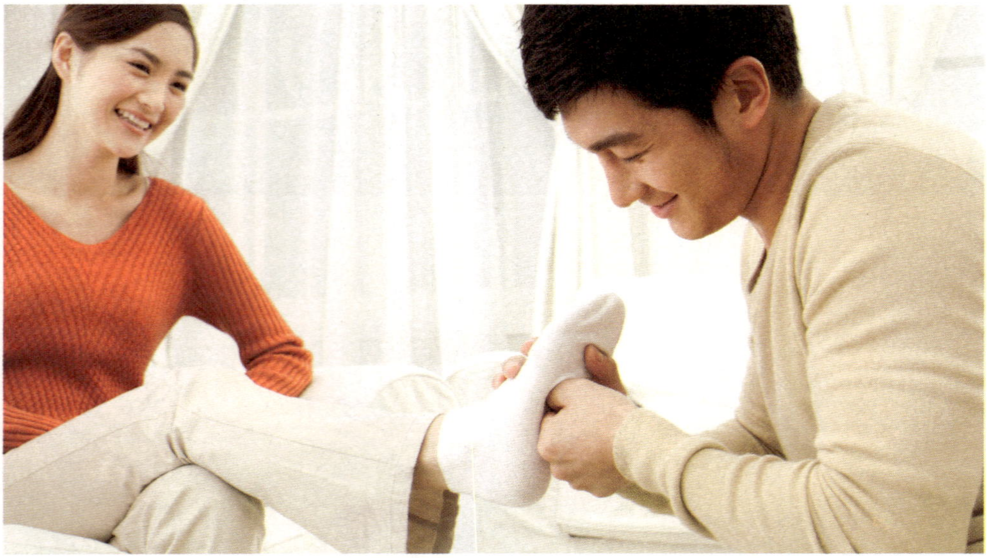

推拿和按摩是一样的

推拿的作用原理是什么

推拿疗法是中医疗法中的一种外治法。这种外治法在隋唐时期已经成立了专门的机构并进行了系统的研究。这个在中医中最具特色的疗法，经过几千年的洗礼，至今依然闪耀着它灿烂的光芒。随着现代医学的飞速发展，人们对推拿的作用机制有了更深层次的研究。推拿对机体的作用机制主要是通过以下几个途径来实现。

（1）调整脏腑功能

通过推拿手法，刺激人体体表相应的部位、穴位、痛点（或疼痛部位），以达到经络的传导作用，对内脏功能进行调节，达到康复的目的。

（2）舒筋理气，通络止痛

在人体体表一定部位或穴位上，给予适当的刺激，不仅可以引起局部经络反应，起到刺激和调整经气的作用，而且通过经络影响到所连属的脏腑、组织、功能活动，以调节机体的生理、病理状况，使机体恢复正常生理状态。

成人推拿和小儿推拿有什么异同呢

成人推拿和小儿推拿大致相同，手法的运用种类还是那么多，只不过成人推拿是主要应用于成人的一类手法，如滚法、一指禅法、点法、压法、扳法等。推拿作用的产生主要依靠操作者的手法，手法要达到某种程度的治疗作用，就必须达到持久、有力、均匀、渗透、柔和。要达到这五点并非易事，需要在正确的指导下，经过长期的、综合的练习才能达到。

（1）持久

指推拿手法能够在足够长的时间内力度、柔和度，始终如一地按照动作要领的要求进行操作。

（2）有力

指手法必须具有一定的力量，这种力量不是指单纯的力度，它包括功力和技巧力。力量是基础，功力和技巧力经过长期的、不间断的练习才能获得。

(3) 均匀

指手法在操作过程中要有节律性，不能时快时慢，手法操作的力度不能时轻时重。

(4) 渗透

在实施手法时，实施手法的刺激力度不能只在表层，应达到深层组织。

(5) 柔和

在与以上四点结合的基础上，做到在用力时轻而不浮，重而不滞，手法在转换过程中要如行云流水，连绵不断，不管是治疗还是保健首要一点就是舒适，患者舒适了肌肉组织才会最大限度地放松，只有这样我们的治疗效果才会事半功倍。

儿科推拿手法在手法运用时，其刺激度、频率等方面与成人推拿存在差异，由于小儿的生理病理特点决定了小儿推拿手法除要遵循成人推拿手法的基本要求外，还必须做到轻快柔和，平稳着实。小儿推拿手法的最大区别在于复式操作法，复式操作法是一种组合式手法操作，为小儿推拿所特有，其理论基础源于小儿特定穴，小儿穴位具有点、线、面三方面特点，这既决定了小儿推拿手法中复式操作法的产生和运用，也决定了小儿推拿和小儿穴位密不可分的关系，小儿推拿在小儿康复治疗尤其是脑瘫的康复中有重要作用。

推拿手法都有哪些？它们是怎么分类的

推拿的分类有摩擦类手法、摆动类手法、振动类手法、挤压类手法、叩击类手法、运动关节类手法。

(1) 摩擦类

用手的指、掌面、拳面，前臂着力于一定部位，做直线或弧线或环旋移动的一类手法，根据手法操作要领的要求和功用的不同，把其分为推法、摩法、擦法、搓法、扫散法及刮法等。

(2) 摆动类手法

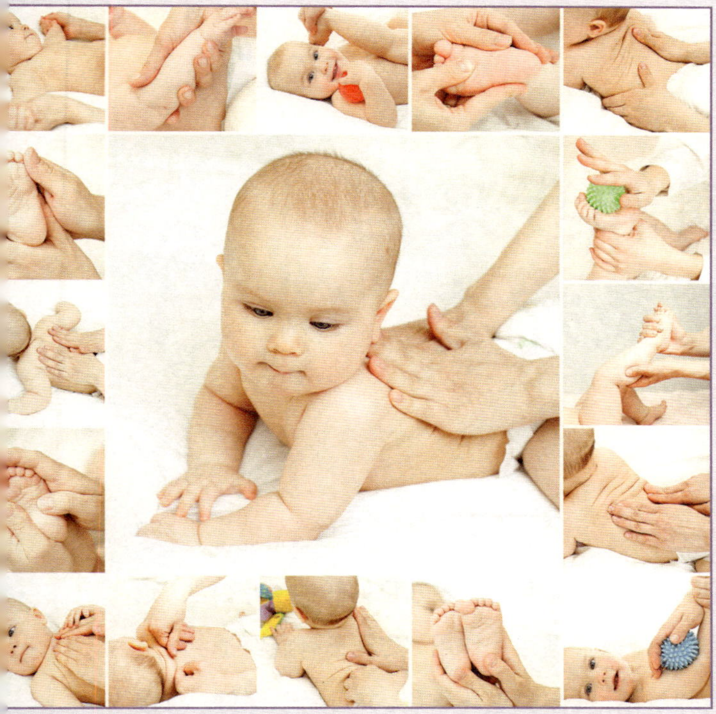

用指、掌或腕关节，着力于一定部位或穴位上，在前臂的摆动带动下，通过关节有节奏的摆动，使得产生的力轻重交替，持续不断地作用于体表的一类手法。这类手法较稳定，能促进经气流动，松解肌肉的粘连。它包括一指禅推法、滚法、揉法。

（3）振动类手法

用较高的频率进行节律性的轻重交替刺激，持续作用于人体，产生振动、颤抖或抖动等运动形式，称为振动类手法，其分为抖法和振法。本类手法具有调和气血、疏理肌筋、滑利关节、镇静安神、消食导滞的作用。

（4）挤压类手法

用拇指、手掌、肘等部位置于一定部位或穴位上，做垂直于体表的按压动作或对称性挤压动作的一类手法，它包括按法、捏法、拿法、点法、压法和拨法等。

（5）叩击类手法

用指、掌、拳或特制器械有节奏地叩击体表，称为叩击类手法，本类手法包括拍法、击法、叩法和啄法。这类手法的主要作用是舒筋通络、解痉止痛、解除疲劳的作用，适用于肩、背、腰臀及下肢部。

（6）运动关节类手法

指对关节做被动性活动的一类手法，称为运动类手法，本类手法包括拔伸法、摇法、扳法等。此类手法具有理筋整复、松解粘连、整复错位的作用。

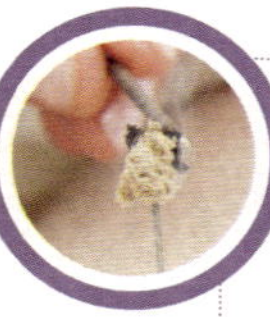

驱除病邪我来挡——艾灸疗法

什么是艾灸？艾灸都有什么作用

艾灸是以艾绒为材料，点燃后直接或间接熏灼体表穴位的一种治疗方法。也可在艾绒中掺入少量辛温香燥的药末，以加强治疗作用。艾灸具有温经通络，升阳举陷，行气活血，祛寒逐湿，消肿散结，回阳救逆等作用，并可用于保健。对慢性虚弱性病症和风、寒、湿邪为患的疾病尤为适宜。

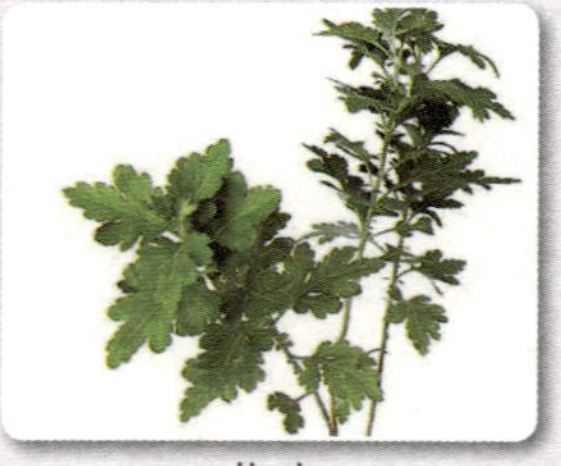
艾叶

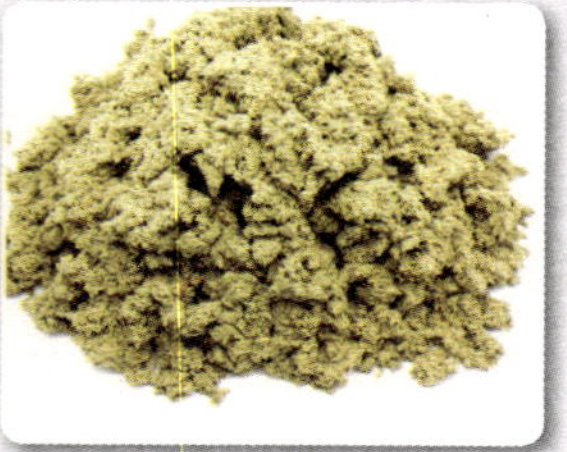
艾绒

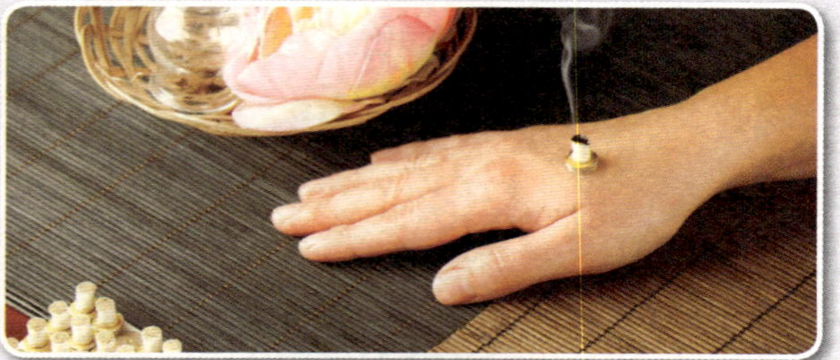
艾条点燃后直接熏灼体表穴位的治疗

艾灸的方法分别适宜于哪些症状

(1) 艾炷灸疗法

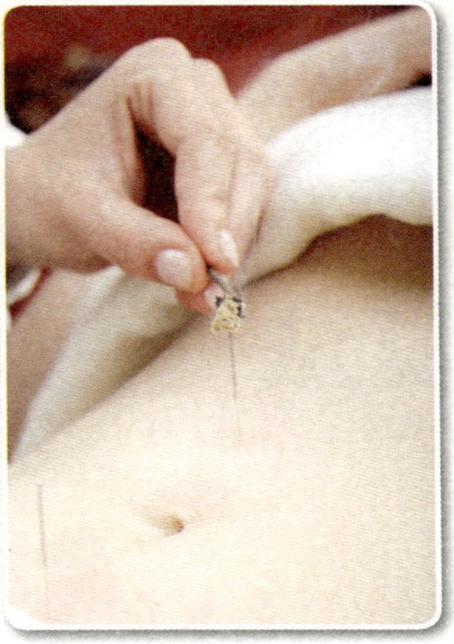

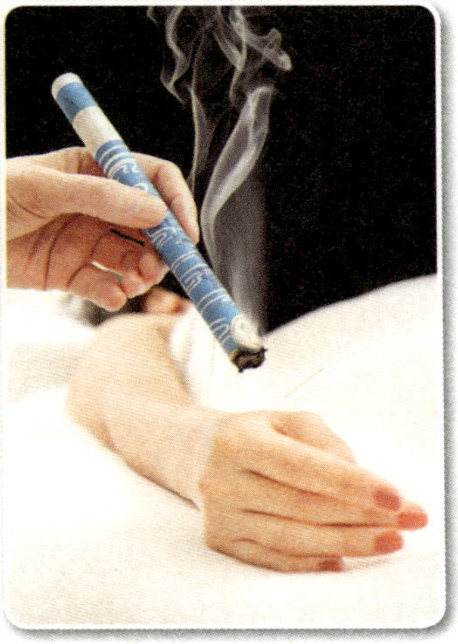

施灸时所燃烧的锥形艾团称艾炷。常分直接灸（又分化脓灸和非化脓灸）与间接灸两种。本疗法临床运用广泛，既可保健，亦可治病，尤其适用于虚寒证，如哮喘、胃肠病。

(2) 艾条灸疗法

以艾条于穴位或病变部位上施灸者即艾条灸疗法，操作常分温和灸、雀啄灸、回旋灸等。主要用以治疗寒湿痹证及其他多种虚寒性疾患。

(3) 温针灸疗法

先根据病性选穴施针，得气后留针，后将艾绒裹于针柄上点燃，直至燃尽，使热力通过针体传入机体，达到温经散寒等目的。

(4) 隔姜灸疗法

取约2分厚生姜一块，置于选定的穴位上，再将艾炷置姜片上，点燃施灸。艾炷燃尽后，再放置艾炷反复施灸，一般至局部皮肤潮红为止。凡虚寒性疾病皆可以此疗法治之。

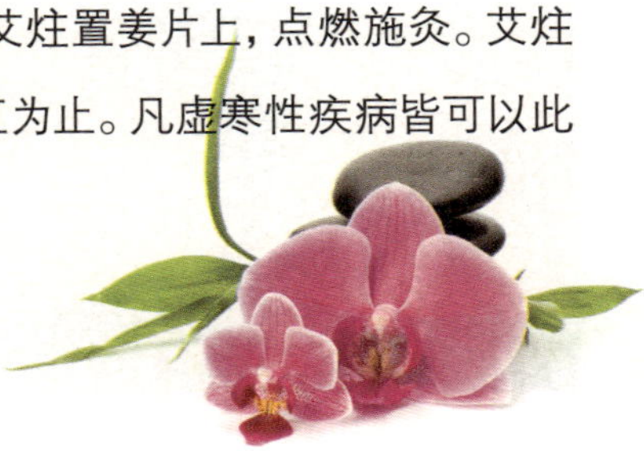

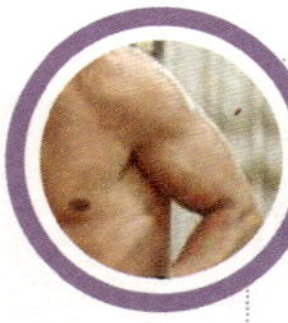

身强力壮我当家——传统运动康复法

传统的运动疗法是怎么起源的？都有什么作用呢

我国早在春秋时期就有名医扁鹊用导引及按摩来强身和治疗疾病的记载；秦汉时代的医家，也曾用导引和吐纳术来养身治病；神医华佗创作导引五禽戏，用来

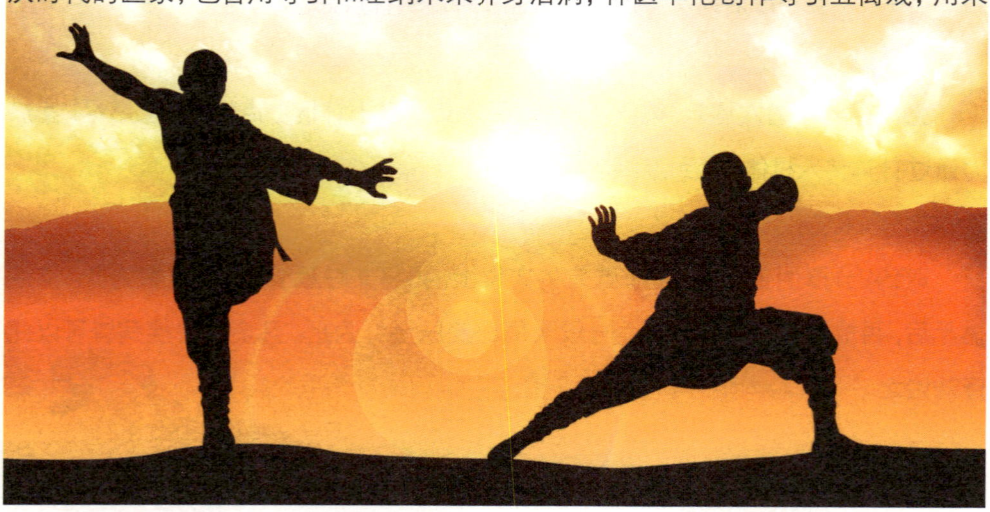

健身防病；唐朝以后，民间拳术如太极拳、少林拳、八段锦、易筋经等也相继得到发展。大量临床实践和科学资料表明，这些传统运动疗法确有防治疾病、强身健体及病后康复疗养的良好作用。

“动则不衰”是我们中华民族健身防病的传统观点。导气令和，引体令柔，使意识活动、呼吸运动和躯体运动密切配合，是我国传统体育健身、治病的一大特点。中医将“精”、“气”、“神”视为与人体生命息息相关的三大要素，称之为“三宝”。而传统运动疗法则紧紧抓住了这三个环节，调意识以养神，调呼吸以练气，动形体以调气血，通经脉。这样，可以使形神兼备，脏腑协调，百脉疏通，气血周流，从而达到“阴平阳秘”的状态，以增进健康，祛病延年。如五禽戏、易筋经、八段锦、太极拳等。这些方法在理论上各有侧重，动作上各具特色，自成体系，有自己完整的套路，其祛病健身的效果为世人所公认，在保障人民健康方面发挥了重要作用。

传统运动中的太极拳创立的原理是什么

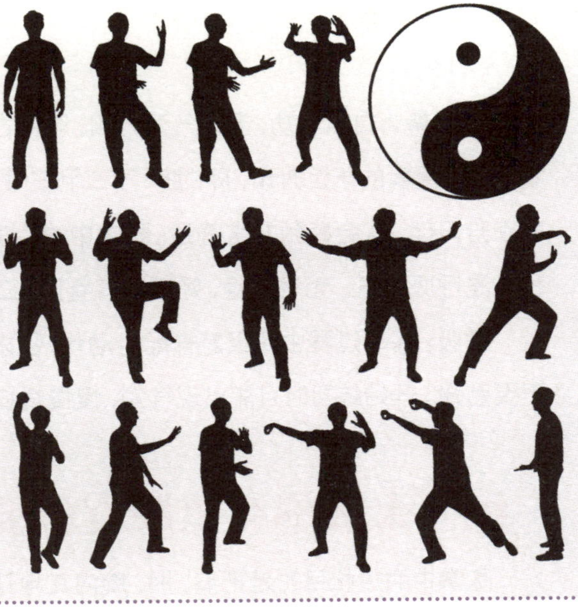

太极拳是建立于中国古代拳术基础上，融入中医的经络学说，练拳时注重意气运动，以心行气，疏通经络，平衡阴阳气血，以提高人们全身各系统器官的机能，增强体质，达到有病治病，健身防病的目的。

练习太极拳对头部有何要求

(1)头部

要虚领顶劲，虚是空的，领是向上引的意思，顶是往上顶，劲就是有力量，但这种力量不是死力蛮力，这种力量有意识，有思想。总的含意是要求头颈正直，头上似乎有东西虚悬提着头部。颈直，则气顺，顺则气通达全身，站着显得很精神，气至则神往，双目显得炯炯有神。“经络顺，气血畅，练起拳来，神又轻，气又爽”。头表现出来要具体形象。所谓“正”，就是不低、不仰、不偏、不倚，尽量做到这些要求。

(2)双目

要有神，平视前方，应随出手的方向，随动作的要求转动而转动，跟动作协调起来，也可往上，也可向下。

(3)口

似闭非闭，似开非开。一般说口呼鼻吸，实际生活不是这样符合人的生理自然。要求舌头抵上腭时自然形成，不要硬顶。似闭非闭，活动能使口内生津，不至于口干舌燥。如果张着嘴练拳就上不来气了。

(4)气

太极拳为自然气功，要求气沉丹田，呼吸自然，以我之静窥测对方动向，或你来我往。太极拳的气沉丹田，即“脐”下二到三寸处，平时不论坐着、站着，把精神意识守在丹田部，就会感到非常舒适。气功中的“气”，可分为两种，一种指元气，另外一种就是呼吸之气。元气要稳，呼吸之气宜顺，二者是结合的。

呼吸，练拳过程中呼吸怎样配合动作，要求自然配合，能配合多少就配合多少，不要勉强。开始练习时可能出现气短，慢慢适应了，呼吸就长了，有节奏了，有力了。

练习太极拳对上肢有何要求

练拳中的放松目的是把肩、肘、腕内在地连接起来，具体到手上要求：掌微伸，指微曲，指缝稍离，手型要美，不要硬邦邦的；肩要沉，肘要坠，腕要坐，指要伸，这样就能有机地连接起来，看着是给他一掌，不是光掌、光手，而是全身。如搂膝拗步，不是光两只手，而是全身，由脚而腿而腰。其根在脚，发于腿，主宰于腰。形于手指。脚而腿而腰上下必须连贯。太极拳的"掤"是主要内容，武术本身来自于生活，如两人在一起，对方不太礼貌，给我一拳，我一抬手，一转变挡住他，一转弯手一翻，就採住他了。不管上，不管下都可以，给肘也行，膀子抗他也行，讲究手採肘靠。平常练就是练太极十三势：掤、捋、挤、按、前进、后退、左顾、右盼、松劲，通俗地讲就是手、眼、身、法、步的配合，整个做的时候要的就是这个"劲"。一抬手一举足都有它的基本内容在里头，刚才的"掤"，如果没有那个意思就不好看了，所以得养成那个意识。比如唱戏，不管生、旦、净、末、丑，之所以能吸引观众，是因为表演得深刻带有感情，比较真实。我们练拳也有那个内容，看着就精神，如果没有那个内容，看着就不真实，就不太好。

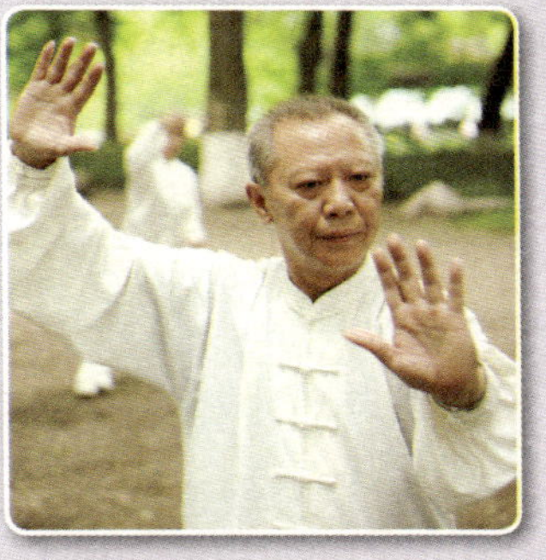

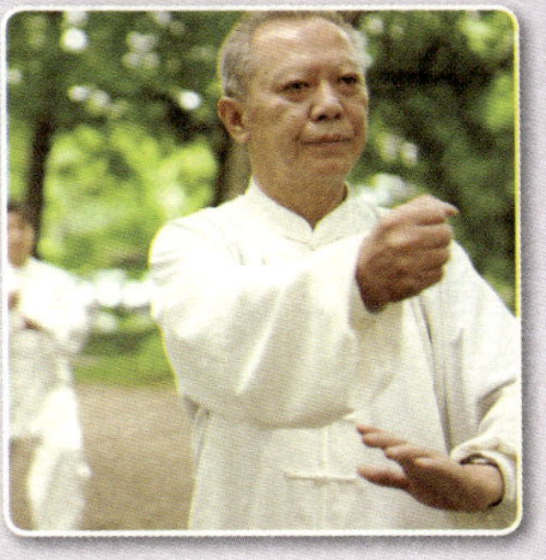

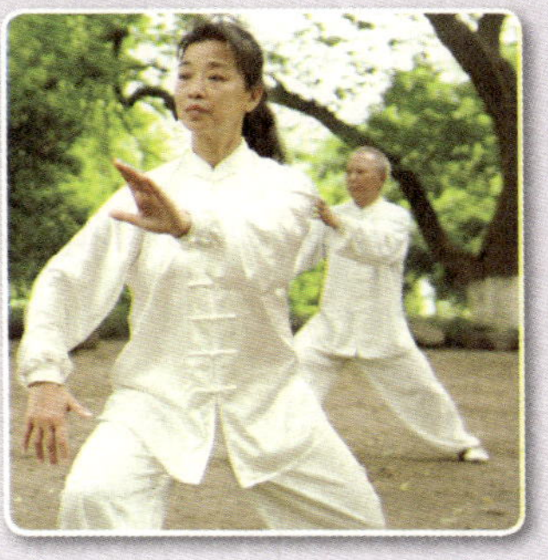

（1）掌

前面讲过手型，主要是掌，对掌的要求，一般是侧面掌，掌宜微伸。

（2）拳

对拳的要求，拇指放在四指外沿，虚虚拢住握实，不要死握，又僵又硬，拳面要平。

(3)吊手

要求五指下垂，虚虚拢住就行了。

(4)手腕

要坐腕，不能僵硬，手腕上下不能有劲的感觉，劲是灌输到全身的，肩、肘、腕、指都要连接到上肢，不能出现僵硬。

上肢放松必须通过沉肩坠肘，坐腕舒指，放展它，松开它，越松越有劲，慢功夫，工夫就是时间，按照要领练，练到一定时间，自然就会有劲，劲的形成，只要按要领做，不用练劲就有劲。

太极拳是富有哲理性的拳种。它的臂要求伸直，直里带有曲。开与合都有辩证关系。开里有合，合里寓开。臂不能直挺挺的。

(5)单鞭

单鞭的右臂要直，因手(吊手)是朝下的，根据人体的构造和拳法的要求，必须这么做，这样做是顺的。如果做成弯的就不合适了。

对上肢的要求，基本上通过“放松”，肘拽肩，手腕拽肘，要有自我感觉。在练拳时，注意不练则已，练就得找点东西，使精神上有所寄托，便于提高。练拳不是一朝一夕的，每天练每天找，今天找点，明天找点，日久天长，慢慢就找着了，而且还能控制指挥它。

练习太极拳对躯干有何要求

躯干就是身子，胸要含，背才能拔，能含胸才能拔背，能拔背才能力由脊发。它的位置正好在人体中部，腰动自会带动腹部蠕动各部功能，通过活动得到锻炼。所以，腰至关重要。含胸怎么“含”，开国大典，首长检阅部队：战士胸脯挺着很精神。这是检阅，作战不行，受限制。“含”区别于挺与弯腰，以自然为原则。本身就带有含，所以能含胸才能拔背，拔背对以腰为界线，由腰开始松腰松胯。这样一往上一往下形成对拉，突出腰的主宰作用，使躯干形成整体。区别于连根拔。以腰为主，命意源头在腰隙。腰为主宰，使它能带动上下动。可以一动无不动，只要动就有意识地带动上下动。如云手，走时转身，左右两侧各45°，中间90°，都是腰带着走，右边左边一定要含胸拔背，以腰带，否则出不来劲。这个“劲”是自然形成的，不是僵劲、猛劲，很自然很舒服。希望做时弄清楚，含胸拔背，松腰劲胯，“放松”内劲就贯穿。意念就集中。

练习太极拳对下肢有何要求

下肢要撑住上肢、躯干整个力量、虚实与重心掌握好。

（1）马步

拉开马步，两脚直前，实在八字步上，虚在丁字步上，虚实掌握好，就能掌握重心，注意膝关节与脚的方向要相符，否则就不合理。只要分出虚实找出重心就可以了。在变的过程中要求式式均匀，绵绵不断。每个势子要做清楚，中间不能停留。

（2）弓步

弓步拉开后，它的虚腿的蹬，实腿的撑，在迈步时要按照规律走，重心向前移，脚板踩平，五指抓地（有抓意）而后膝盖往前挺，由虚腿变实腿，实腿蹬，虚腿撑。走时固然以腰为主，但必须有四肢的配合。如果只是腰，四肢不配合也不行。一定要掌握“蹬撑弓接”整体协调。一下做不到，每天练，每天找，由点到面，上下相随就协调了。内在必须连接，跟写字差不多，写到一定时候和练拳一样。感到不好了，这是要求高了。这个高反复不断出现，说明真正提高了。太极拳是一个无止境的活动，练到老，没有一个觉得很完满。

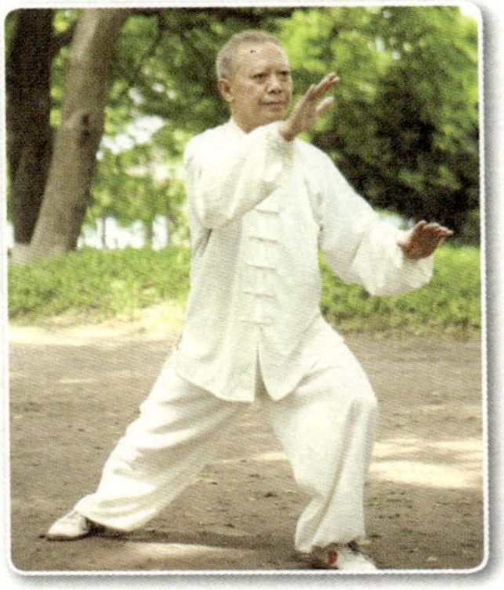

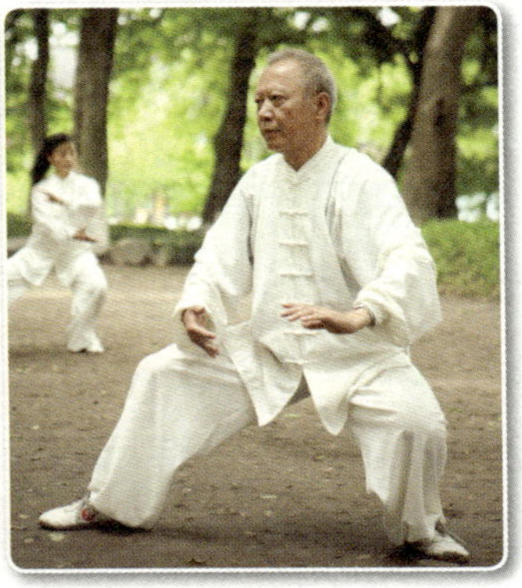

练习太极拳对步伐有何要求

(1) 马步

在练中要求踩成马步、马步要求与肩同宽。

(2) 虚实步

习惯叫“丁八步”，斜的叫八字步，直的叫丁字步。但在做的过程中以至摆了定势后与虚实步又不太一样。成弓步的迈步要直着往前搁，中间要有个幅度，就是与肩同宽。怎么出去呢？迈步要直着往前放，后蹬前撑就稳了。还要左右支撑，如果步子迈得太小了，挤在一块儿，就不稳，它没有左右支撑。必须前后蹬撑，左右支撑。在练的过程中虚的这边胯要松垂，这边松垂和那边一样，就直接出去了，在松的时候，两边一块松，保持它们中间的幅度，弓腿出去，就比较顺了，前后顺了，左右也顺了，左右也支撑了，就是前撑后蹬，左右支撑。

而虚实步，它是以后坐腿在八字步上，跟前面那个成弓步的不一样，那个腿弓出去，这个不弓，主要重心坐在八字步上的这只脚，要保持与肩同宽，以八字步为主，要求一条中心线，左右两侧分。相互之间不能越过，中间不要幅度。如白鹤亮翅、手挥琵琶，脚掌着地，脚跟着地，都是这样，不要拉开。在整个过程中要求一气呵成。初练时，如预备式，做起势，它的步幅的大小决定下肢力量的强与弱。屈腿蹲了，第一步走，劲有多大。低了，步子就大了；高了，步子就小了。所以，第一步就决定了姿势的高低。往后所有的势子都应以此为准。它的步幅大小，决定下脚力量的强与弱。要一气成，练一趟、三趟、几趟，都可以，均应在一个水平线上进行运动。

单鞭下不去，舒腿坐到什么程度。比如，右手勾吊手，左臂翻向里，掌心成掤式，上身不动，提左腿向正东伸出，置右脚左侧。当左脚着地后，左腿同时向前弓出，成弓步，左腿弓，右腿撑，身子尽量下坐就行了。如果没坐下去，还很高，是步子迈得不大。步子不能太大，否则重心前移时，不能稳稳提起来，会出现起伏。

定势，即标准式。如搬拦捶，通过转换重心移动，两臂环起，提腿迈步，重心移动，坐好腿以后拉开，每个动作都应该清清楚楚地做出来，摆够数，不能不够数就往下边走。再如转身撇身捶，转身握拳，坐回来，撇拳，清楚了再往下走。做到似停非停，把定势做出来。非常好看，自己也感到很舒服。在动作中包括上下相随，内外相合。所谓内外相合，就是肢体动作和思想意识两者相结合。再比如斜飞式，不管动作往哪里走，意识得跟着走。不能手往右边，眼睛，意识却往左边看，往左边想，这不行。必须手往上走，就往上看；肢体往下走，就往下看。使之内外相合。

初学练拳不能要求这么高，这么难。先练轮廓。即粗粗地练。一般分粗练、细练、精练三个阶段。开始能粗粗比画下来，知道基本要点，动作做不好，但心里知道，慢慢就能结合起来了，也就细了。最后是精，精要求高了。没有规矩不能成方圆，一定要把“要领”弄清楚，只有把要领弄清楚，才能练好太极拳。

太极拳的作用特点是什么

(1) 改善神经系统

神经系统的作用是调节全身各器官功能活动、保持人体内部的完整统一，以适应外部环境的变化需要。太极拳通过意念和呼吸与动作配合，促进大脑神经细胞的功能完善，使人体神经系统兴奋和抑制过程得到协调，对精神创伤、神经类疾病，如神经衰弱、失眠、高血压等有较好的防治作用。

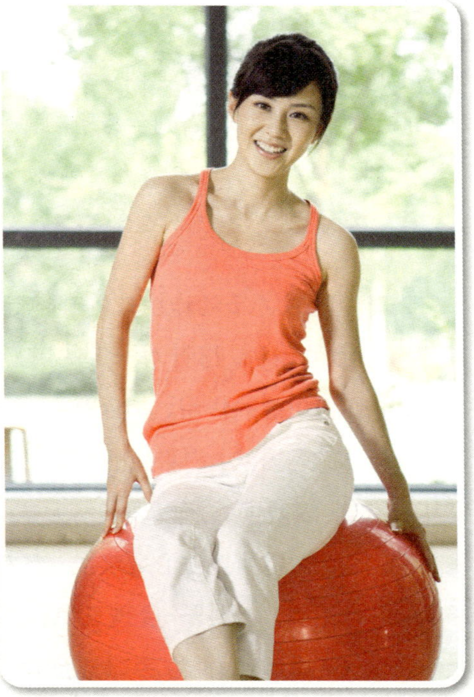

（2）改善循环系统，扩大肺活量

心脏病是世界第一号杀手，目前西医对这种疾病还没有特效的治疗方法。练习太极拳能预防心脏病，这是因为太极拳不同于其他运动。它动作舒展缓慢，全身肌肉放松，使心脏得到充足供血，但又不会加快心律，加重心脏的负担；太极拳通过缓慢、细长、均匀的腹式呼吸，使人体肺部的氧气充足，肠胃得到蠕动锻炼，增强消化和排泄机能，所以经常练习太极拳，对心脏病、肺病、胃病、便秘等有防治作用。

（3）提高人的平衡能力，防止骨质疏松

老年人常见的意外事故之一是失去平衡摔倒而导致股骨颈骨骨折，为什么会有这个结果呢？这是因为老年人的骨骼钙质减少，骨质疏松而致。太极拳运动中，有一部分动作是专门练习平衡能力的，能使练习者的平衡能力得到充分的锻炼。练习太极拳时，常常一条腿支撑了全身的重量，腿部受力增加，骨质的含钙量也会增加，骨骼就变得很坚固了。所以经常练习太极拳的人不容易摔跤和骨折。

（4）具有健美作用

太极拳的顶悬、沉肩坠肘、含胸拔背、松腹开胯、敛臀等身法要求，加上在练习时的腰部旋转，使练习者的全身肌肉得到充分锻炼，保持良好的体型。

八段锦起源于何时

八段锦是由八节动作组成的一种健身运动方法。全套动作精练，运动量适度。其每节动作的设计，都针对一定的脏腑或病症的保健与治疗需要，有疏通经络气血、调整脏腑功能的作用。其名最早见于宋代洪迈《夷坚志》中。《道枢·众妙篇》曾记述了具体练习方法："仰掌上举以治三焦者也，左肝右肺如射雕焉；东西独托所以安其脾胃矣；返复而顾所以理其伤劳矣；大小朝天所以通其五藏矣；咽津补气，左右挑其手，摆鳝之尾所以祛心之疾矣；左右手以攀其足所以治其腰矣。"《灵剑子引导子午记》也记有："仰托一度理三焦，左肝右肺如射雕，东脾单托西通胃，五劳回顾七伤调，游鱼摆尾通心脏，手攀双足理于腰，次鸣天鼓三十六，两手掩耳后头敲。"

八段锦在历代相传中得到不断发展，流派繁多。当今较为流行的练习方法和歌诀见于清代梁世昌《易筋经图说》所附《八段锦》中。

八段锦有什么风格

(1) 动作方面

八段锦是以肢体运动为主要特点的导引术。它通过肢体运动强壮筋骨，调理脏腑，疏通经络，调和气血，从而达到强身健体的目的。其功法特点主要表现为势正招圆。整套动作看似横平竖直、柔和缓慢，但却方圆相应、松紧结合。八段锦的每式中均体现了这一风格。如“左右开弓似射雕”一式，两手自胸前开弓至两侧，再由两侧弧形下落，动作以横平为起点，以半圆为路径，在方正中体现开弓时抻拉之力，回收时松柔之美。上述八段锦的功法特点是在动作进入熟练阶段后，自然而然进入的一种求松静、分虚实、讲刚柔、知内劲的状态。在初学阶段要掌握每一式的动作要领，先求动作方整，再求动作圆活，先体会柔和缓慢，再体会动静相兼。

(2) 呼吸方面

八段锦在练习时采用逆腹式呼吸，同时配合提肛呼吸。具体方法是，吸气时提肛、收腹、膈肌上升。呼气时膈肌下降、松腹、松肛。与动作结合时遵循起吸落呼、开吸合呼、蓄吸发呼的呼吸原则，在每一段主体动作中的松紧与动静的变化交替处采用闭气。如“两手托天理三焦”一式，两手上托时，吸气；保持抻拉时，闭气；两手下落时，呼气。在动作的初学阶段，要以自然呼吸为主，不要刻意追求呼吸的细、匀、深、长，不要刻意追求呼吸与动作的配合，不要让呼吸成为心理负担，以免出现头晕、恶心、心慌、气短等现象。要因人而异，量力而行，动作与呼吸的配合要顺其自然，在循序渐进中进入不调而自调的状态。

(3) 意念方面

八段锦时意念活动不是守一，而是意想动作过程，不同的习练阶段，其意念活动也是不一样的。在练功初期，意念活动主要在动作要点和动作规格上，这一阶段动作要正确，路线要准确；在功法提高阶段，意念活动主要在动作的风格特点和呼吸的配合上，要不断改进和提高动作质量，肌肉感觉由紧到松；在功法熟练自如阶段，意念活动随呼吸、动作的协调而越来越自然，做到形与神和，意与气和。在放松、愉悦的心理条件下，在似守非守的意念活动中解除各种紧张状态，做到功法自然流畅，从容自如。

八段锦的预备势中有何动作要领

动作要领：两臂侧起时掌心向后，在体侧45° 时转掌心向前；合抱于腹前时立项竖脊，舒胸实腹，松腰敛臀，放松命门，中正安舒，如坐高凳。

易犯错误：两臂侧起时耸肩；抱球时掀肘，大拇指上翘，其余四指斜向地面，塌腰、跪腿、八字脚。

纠正方法：两臂侧起时沉肩、坠肘，抱球时松腕舒指，指尖相对，拇指放平。预备势在整套功法的段落间和动作的节分处反复出现，起着重要的衔接作用。可将预备势作为基本桩功来练，练好该势可直接提高健身气功八段锦的演练水平和锻炼效果。

怎样练习八段锦

(1) 第一式 双手托天理三焦

动作要领：两掌向上至胸部时，翻掌上托，舒胸展体，抬头看手；抻拉时下颏微收，头向上顶，略有停顿，脊柱上下对拉拔长，力由夹脊发，上达两掌；两掌下落时要松腰沉髋，沉肩坠肘，松腕舒指，保持上体中正。

练习中常易犯的错误：两掌上托不充分，抬头不够；两掌保持抻拉时，松懈断劲；两掌下落时，肩臂僵硬。

纠正方法：两掌上托时抬头看手，下颏先向上助力，再内收配合两掌上撑，力达掌根，保持伸拉两秒；两掌下落时要先沉肩、坠肘，而后手臂自然下落，身体中正，松腕舒指。

作用：在练习本式时，吸气使得膈肌下降，加大呼吸深度，减小胸腔内压，有利于静脉血回流心脏。在吸气时使小腹自然地内收，形成逆呼吸，给予腹腔脏器一定的按摩。呼气时腹压降低，从而加强腹腔和盆腔血液循环。

(2) 第二式 左右开弓似射雕

动作要领：两腕交搭时沉肩坠肘，掌不过肩；开弓时力由夹脊发，扩胸展肩，坐腕竖指，充分转头，侧拉之手五指要并拢屈紧，臂与胸平，八字掌侧撑需立腕、竖指、掌心涵空。略停两秒，保持抻拉，有开硬弓射苍鹰之势。

练习中常易犯的错误：开弓时端肩，塌腰，重心偏移；成马步时跪腿，收腿时脚擦地、晃动，步法不灵便。

纠正方法：开弓时立项沉肩，上体直立，充分转头，步法转换要清晰，开弓时马步的膝关节不得超过脚尖，两掌侧撑时移为横裆步。在习练过程中，根据自身情况调整马步高度，不可强求，避免动作变形，循序渐进地发展下肢力量。

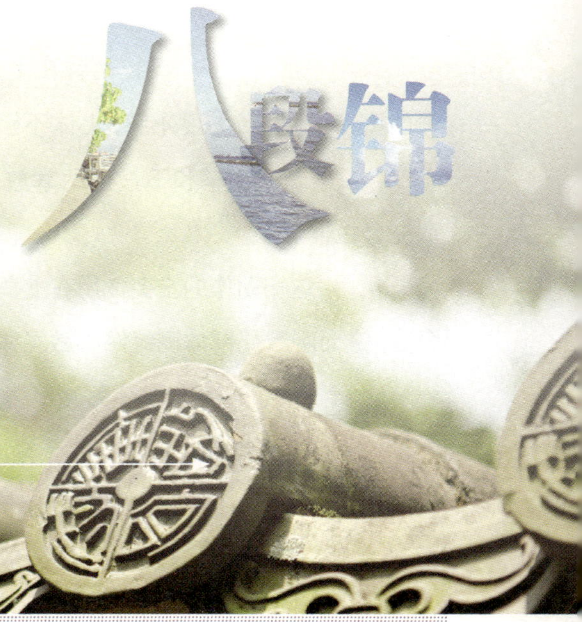

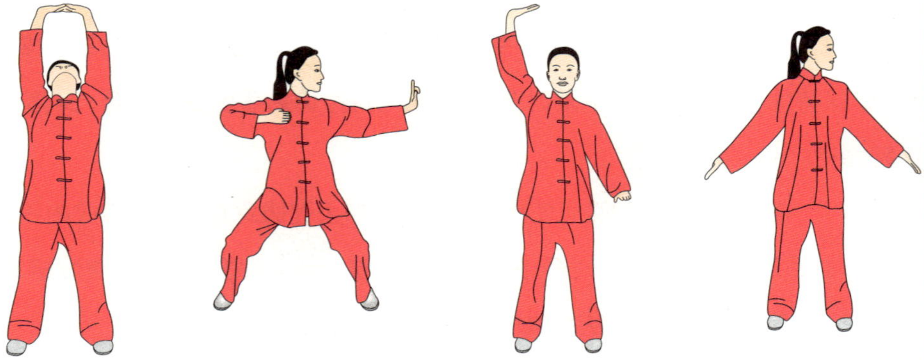

第一式　双手托天理三焦　　第二式 左右开弓似射雕　　第三式 调理脾胃须单举　　第四式 五劳七伤往后瞧

作用：此法在练习过程中要身心放松，意守丹田，神随形走，开弓有宽胸理气作用，在旋转头部时改善了颈部血液循环。

(3) 第三式 调理脾胃须单举

动作要领：单臂上举和下按时，要力达掌根，舒胸展体，拔长腰脊，要有撑天拄地之势。

练习中常易犯的错误：两臂在上撑、下按时，掌指方向不正；肘关节僵直，没有弯曲度；两臂对拉力度不够，上体不够舒展。

纠正方法：上举和下按时两掌放平，指尖摆正；在肘关节稍屈的状态下体会两肩充分拉伸。

作用：这一动作的主要作用在上举臂部时把上肢和体侧的肌肉得到了一定程度的牵拉，进而刺激局部体侧经络和激发体侧肌肉，促进血液循环，改善腹腔脏器功能。

(4) 第四式 五劳七伤往后瞧

动作要领：两掌伏按时立项竖脊，两臂充分外旋，展肩挺胸，转头不转体。

练习中常易犯的错误：两臂外旋时上体后仰；转头与旋臂不充分。

纠正方法：两臂外旋时下颏微收，向后转动时上体中正；转头时看斜后下方

45°，旋臂时小拇指侧最大限度外旋，保持两秒抻拉。

作用：五劳七伤往后瞧在扭转向后的过程中，连带性地刺激背部和前胸的经络，眼睛最大限度地往后看时，眼部的深层肌肉也得以伸张，此式经过多次长期的坚持锻炼，能起到疏通经络，活血舒筋的效果，从而使得耳聪目明，神清气爽，心情愉悦。

（5）第五式 摇头摆尾去心火

动作要领：马步扶按时要悬项竖脊、收髋敛臀、上体中正；侧倾俯身时，颈部与尾闾对拉拔长；摇头时，颈部尽量放松，动作要柔和缓慢，摆动尾闾力求圆活连贯。

练习中常易犯错误：摇转时头部僵直，尾闾转动不圆活；摇转时挺胸展腹，上体后仰。

纠正方法：转头时，颈部肌肉尽量放松，不可主动用力，头部转动速度要慢于尾闾转动；向后转动头部时要含胸，抬头向上看，向前转动尾闾时要收腹，向后转动时要先塌腰，再敛臀立身。在马步状态下转动尾闾有一定难度，可以将动作分解练习，先体会头部摇转，再体会尾闾转动，最后将转头和转动尾闾结合起来。

作用：此式要求颈部肌肉尽量放松，转动头部时要含胸，含胸则气顺，引心之气血下行，心火得以抑制，烦躁得以平息

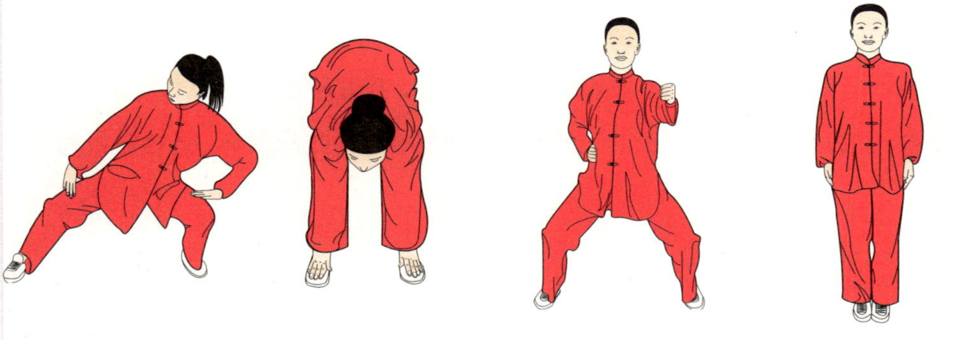

第五式 摇头摆尾去心火　第六式 两手攀足固肾腰　第七式 攒拳怒目增气力　第八式 背后七颠百病消

（6）第六式 两手攀足固肾腰

动作要领：双手反穿经腋下尽量旋腕，俯身摩运时脊柱节节放松，至足背时要充分沉肩；起身时两掌贴地面前伸拉长腰脊，手臂主动上举带动上体立起。

练习中常易犯的错误：两手向下摩运时低头，膝关节弯曲；向上起身时，起身在前，举臂在后。

纠正方法：两手向下摩运时稍抬头，膝关节伸直，可根据自身身体状况自行调整动作幅度；向上起身时以臂带身，两臂贴近双耳。

作用：腰为肾之府，肾为人之先天之本。命门为督脉穴位，其气通与肾，人体元气之根。人在活动过程中都是以腰为轴，此式使得平时不容易活动的腰部肌肉得以充分的伸展。以起到强身壮骨的作用。

（7）第七式 攒拳怒目增气力

动作要领：马步下蹲时要立身中正，马步的高低可根据自己腿部的力量灵活掌握；左右冲拳时怒目瞪眼，同时脚趾抓地，拧腰顺肩，力达拳面，旋腕要充分，五指用力抓握。

练习中常易犯的错误：冲拳时上体前俯，塌腰、耸肩、掀肘；旋腕幅度不够；拳回收时抓握无力。

纠正方法：冲拳时上体正直，百会上领，下颏微收，肩部松沉，前臂贴肋前送，力达拳面；拳回收时，先五指伸直充分旋腕，再屈指用力抓握。

作用：冲拳时气沉丹田，丹田之气贯于拳，松髋直腰悬颈。通过双腿双臂的松紧交替，加以呼吸、意念的配合，起到调畅气机，促进血液循环，强壮筋骨的治疗作用。

（8）第八式 背后七颠百病消

动作要领：提踵时脊柱节节拉长，脚趾抓地，脚跟尽量抬起，两腿并拢，提肛收腹，头向上顶，略有停顿，保持平衡；下落时沉肩，颠足时身体放松，咬牙，轻震地面。

练习中常易犯的错误：提踵时耸肩，身体重心不稳；下落颠足时速度快，用力过大。

纠正方法：提踵时五趾抓地，两腿并拢，提肛收腹，肩向下沉，立项竖脊，百会上领；向下颠足时先缓缓下落一半，而后轻震地面。

作用：此式通过调气的作用使得浊气排出，清气留内，长期坚持以达到诸病不生。

(9) 收势

动作要点：体态安详，周身放松，气沉丹田，心情愉悦。

易犯错误：收功草率，心浮气躁，急于走动。

纠正方法：收功时动作要徐缓，周身放松，调顺呼吸，气归丹田。收功后可适当做一些整理活动，如搓手、浴面和肢体的按摩、拍打等放松运动。

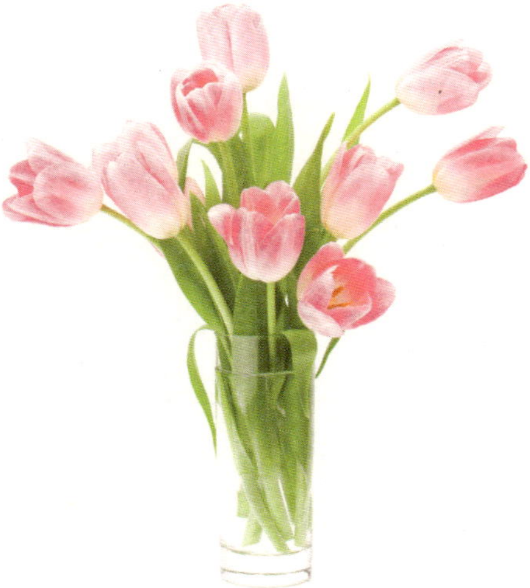

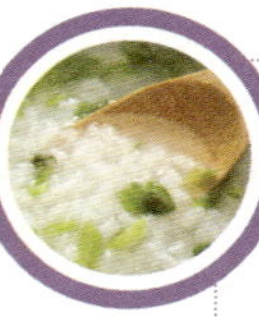

一日三餐我伸手——饮食康复法

饮食康复有要求吗

饮食康复疗法是有针对性地选择饮食的品种，调节饮食的质量，来影响机体各方面的功能，以促进人体身心康复或防病治病的一种方法。食物被人体摄取后虽然作用很平和，但是同样也有药的作用，有一定的药性。这就要求我们根据不同食物的特性进行灵活的配用，以最大限度地达到人体康复所需，促使人体康复。为此我们应遵循几个原则：①饮食适量、软硬、冷热相宜；②辨证施食，辨病施食；③饮食清洁，不宜偏嗜；④定时进餐，不宜过饥过饱。

饮食宜忌与疾病有什么关系

食物有寒、热、温、凉之性，辛、甘、酸、苦、咸之味。而疾病亦有寒热虚实之辨，阴阳表里之别。食物的性味必须与疾病的属性相适应，否则会起反作用而影响治疗。根据患者体质、疾病的不同，选择不同属性的食物，以达到“虚则补之”“实则泻之”“寒者热之”的饮食调养配合治疗达到康复的目的。例如：寒证应忌生冷瓜果等凉性食物，宜食温性暖性食物；热证应忌辛辣醇酒等热性食物，宜食凉性食物；阳虚者忌寒凉，宜食温补类食物；阴虚者忌温热，宜淡薄滋润类食物。

常见疾病的饮食宜忌有哪些

(1) 外感热症患者

宜食清淡食物，如面条、米粥、新鲜蔬菜水果等。高热伤津，可用梨汁、荸荠汁、藕汁、鲜芦根汁或西瓜汁作饮料。忌食用油腻、煎炸、辛辣之品，以防伤阴动火，损伤脾胃。

(2) 高血压、冠心患者

宜食清淡素薄低盐饮食，富有维生素B、C及豆制品类食物。油脂以植物油如玉米油、豆油为宜。山楂、洋葱、大蒜有降脂作用，芹菜有降压作用，可以经常食用。应少食细粮、甜食、肉类，饮食勿过饱。忌食高脂肪、高胆固醇食物、忌烟酒。

(3) 脾胃虚弱者

宜食易消化富有营养食物，要定时定量不偏食为原则，而各种胃病饮食又有所不同，急性胃炎发作期须禁食或给流食；慢性胃炎宜食易消化、富有维生素食物，胃酸缺乏者可食些酸性食品，量不宜多；十二指肠溃疡病则要少食多餐。忌食辛辣、香燥、煎炸之品及寒冷硬固食物。

(4) 肠道病

宜食少渣、少纤维、少油脂、易消化食物，并少食多餐，逐步加量。慢性肠炎、菌痢及肠结核可多吃洋葱、马齿苋切细煮熟或吃糖醋蒜或生姜，较有益处。忌食生冷、荤腥、辛辣刺激性食物。

(5) 水肿病

易食低盐、高蛋白饮食，适当选择鱼、瘦肉、蛋类、豆类、新鲜蔬菜和水果，如冬瓜、西瓜、赤小豆。若有尿毒症或氮质血症者应限制蛋白质入量。在给予利水治疗时，根据血内电解质情况，可适当给予钾或钠盐类。忌食油腻、辛辣刺激性食物，忌烟酒。

(6) 疮疡皮肤病

宜食清淡饮食，多食蔬菜水果类及维生素食物。忌食虾蟹、猪头肉等荤腥发性食物。

(7) 外科手术前后

宜营养丰富、高蛋白、高维生素饮食，肉类、蛋类及蔬菜水果类均可。不宜食发性食物。胃肠手术者，应先禁食，后可给流食、半流食，循序渐进，少食多餐。糖类、牛奶、豆浆等易胀气食物及多纤维增加肠蠕动食物应少进食。

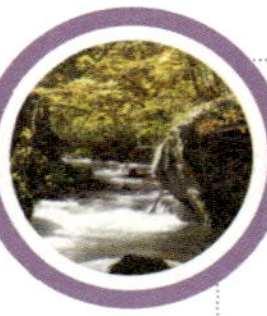

天人合一
——自然康复法

什么叫作自然康复法

自然康复法是充分利用自然界所提供的具有康复治疗作用的各种天然因素，根据患病的情况有选择性地进行利用，以促进疾病的痊愈和人体身心康复的一类方法。自然界之物如泉水、空气、日光、森林等都对人体有积极的治疗作用。

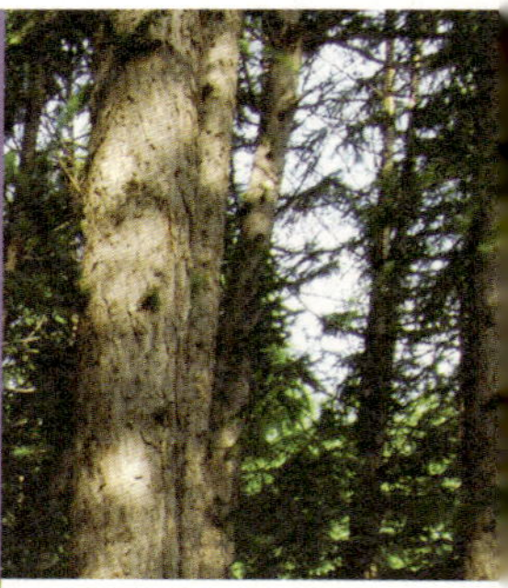

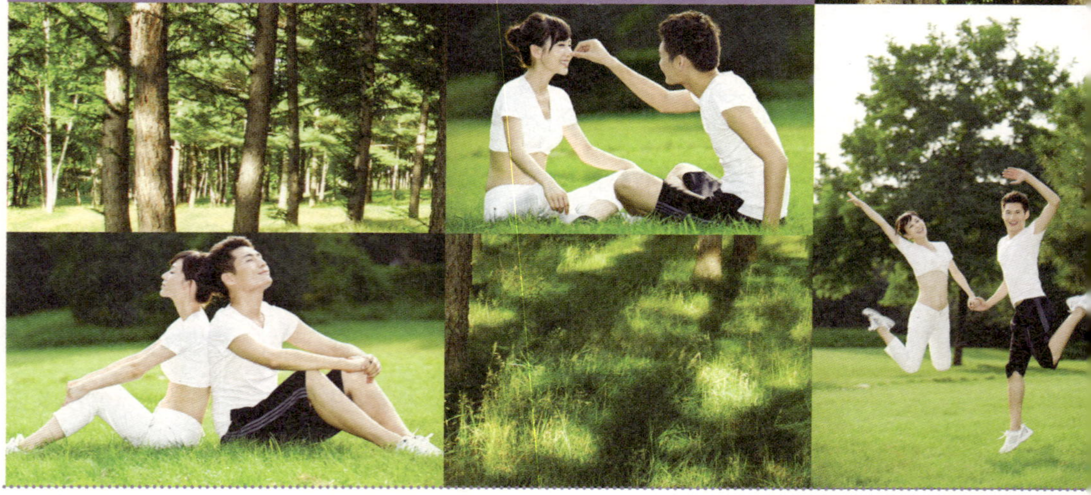

什么是泉水疗法？有何作用

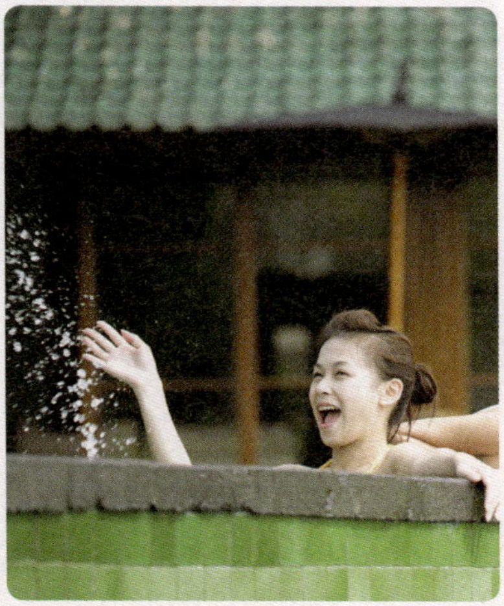

泉水疗法，即是饮用泉水或外浴泉水以促使疾病康复的方法。饮泉水法主要包括冷饮法、热饮法及煮食法。所饮泉水以性平味甘、清澄明澈，饮之甘美爽口、无特殊气味者为佳。如《本草纲目·水部·井泉水》说："饮水疗疾，皆取新汲清泉。"并认为"醴泉"即甘泉是"水之精也，味甘如醴，流之所及，草木皆茂，饮之令人多寿。人饮之者，痼疾皆除。"冷饮法是用新汲冷泉水适量，空腹或饭后饮用，每日2~3次，一日量最多不超过1500毫升。此法具有强壮、滋阴、解毒、通淋、通便等作用，常用于消渴病、肥胖症、眩晕、习惯性便秘、淋症等。热饮法是将泉水煮沸，待温饮用，饮量适度，可用于中焦虚寒、寒性头痛、风湿痹痛诸证。煮食法即是用冷泉水煮茶、煮食物或煎药，有滋补强身的功用。外浴泉水法亦称"浴疗"，是康复治疗中最常用的方法，一般多使用温泉沐浴。根据泉水所含矿物质的不同，对人体的影响也大有不同，且泉质"性从地变，质与物迁"，而产生不同的治疗意义，如"泉虽温而不离其母气，惟下有朱砂者气最正，兼可愈风湿之疾"《本草纲目·水部》。说明水土不同，疗效各不一样。温泉浴不仅可温经通络、调畅气血、祛寒舒筋、振奋精神，还可解毒消肿、杀虫止痒，适用于各种皮肤病、风寒湿痹证、瘫证、痿证、腰痛、失眠、眩晕等。如病情需要，也可用冷泉浴。至于浴疗的部位，或全身浸浴，或局部浸浴，当视具体病情而定。

泉水疗法虽可用于多种疾病的康复，但运用时也必须因人而异，如年老体弱及有心脏病者，冷饮法和外浴泉水法均应慎用。另外，还应对水质进行科学的分析与鉴定，若误饮、误用有毒之水，则后患无穷。

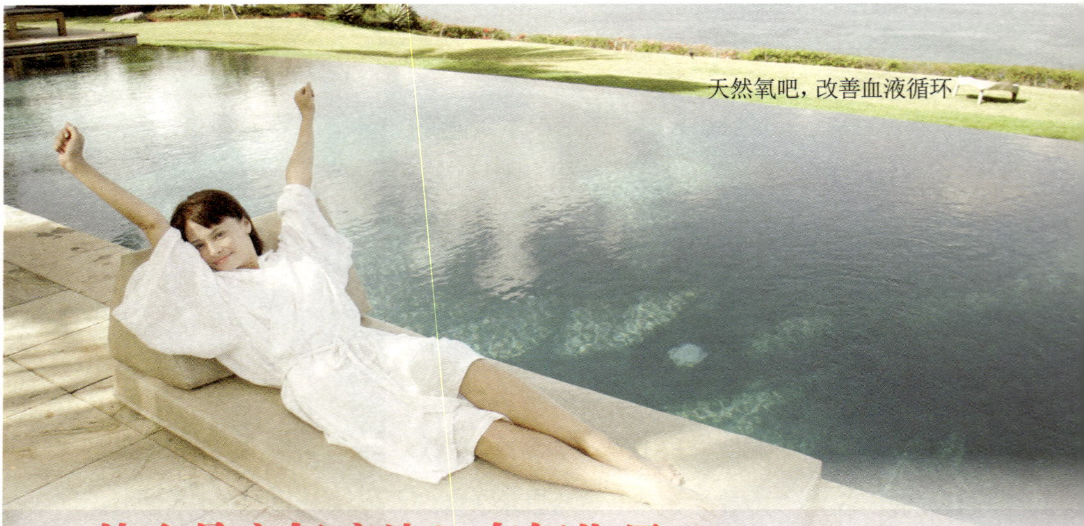

天然氧吧，改善血液循环

什么是空气疗法？有何作用

空气疗法，就是充分地利用自然界中的新鲜空气，以促进身体康复的方法。新鲜空气中有大量的负离子，可加强神经系统的调节功能，加速脑组织的氧化过程，增加肺活量，改善血液循环。故空气疗法广泛运用于心血管、呼吸、神经及消化等方面的疾病。经常大量地吸入新鲜空气，能使人感到头脑清新、心胸开阔，消除疲劳，有利于体内吐故纳新的代谢过程，起到滋养五脏，祛病延年的作用。另一方面，自然环境中空气的湿度、温度及其流动，都对人体的皮肤有一定的刺激作用，天长日久，便可提高机体对寒冷和炎热的适应能力，加强了卫表防御病邪的功能。

空气疗法必须在空气清新的环境中进行，时间以日出平旦，万籁俱寂，千家未炊之时为佳，凡空气污浊、烟尘密布之处均不宜。其具体方法有空气吸入和空气浴两种。空气吸入即深呼吸运动，操作时上肢应随吸气而上举、外展，继之随呼气而向下、内收，借此尽量扩展胸部，以充分地吸入新鲜空气。体力较好者，可先运动如打太极拳、慢跑、做健身操后，再做深呼吸运动；体力较差者，可在散步后或在通气良好的室内做深呼吸运动。空气浴即让机体尽可能地裸露于自然环境之中，以接受外界新鲜空气的刺激锻炼。体强者可只穿短裤、背心进行，体弱者应逐渐减衣，量力而行，以不感觉受凉为度。空气吸入和空气浴亦可结合运用。

什么是日光疗法？有何作用

日光疗法，是指根据日光的生物效应原理，科学地利用日光的照射，以促进机体康复的方法，也称日光浴。 日光，是天地间最精华的阳气，对人体生命活动有着至关重要的作用。明代李时珍在《本草纲目·火部·阳火阴火》中说："太阳，真火也。""天非此火不能生物，人非此火不能自生。"人与天地相应，人体接受自然界之"真火"——日光的照射，可温壮体内的阳气，增强机体抗御疾病的能力。由于人体背部属阳，督脉行于脊背正中，总督一身之阳经。主持一身之阳气，故古人认为日照当以"朝阳""晒背"为好。如《老老恒言·晨兴》说："背日光而坐，…… 脊梁得有微暖，能使遍体和畅。日为太阳之精，其光壮人阳气。"可见，背日而照，不仅直补督脉之阳，进而还起到调节全身脏腑组织功能的作用。总之，日光可刺激神经末梢，调节神经系统的功能；可促进血液循环，加速新陈代谢，调整肺的呼吸；还可振奋精神，使人心情舒畅，消除抑郁。

日光疗法广泛运用于先天不足或后天失养所致的阳虚寒盛、精气亏乏的各种病症，如虚损、久咳喘息、肾虚腰痛、风寒湿痹、眩晕、遗精阳痿，以及小儿发育迟缓、智力低下等。日照地点，一般以江湖海滨为佳，楼顶、阳台等亦可选用，总以光照充足、空气清爽、安静清洁为准。日照的时间要适宜，春、夏、秋三季一般以上午8~10时为好，冬季以中午11~13时为好。进行日照时，最好戴上草帽、墨镜，以免发生头晕头痛，并可播放优美欢快的音乐以减少烦闷感。每次日照时间为1小时左右，或感觉温暖和畅为度。夏日阳光强烈，注意不要晒伤皮肤。

什么是森林疗法？有何作用

森林是一个绚丽多姿的绿色王国，森林之内绿叶繁茂，空气清新，给人以宁静、幽雅的感觉，是消除疲劳，安定情绪，使精神焕然一新的理想场所。冬天林内温度高于林外，夏天林内温度低于林外，气候平稳宜人，优美舒适，极利于培养正气，增强体质。森林中的自然音乐，如鸟语、松涛、水流声，更是妙不胜言，可使人神静而不寂，兴趣盎然，乐以忘忧，对神形疾病的康复具有良好的作用。故孙思邈有“山林深处，固是佳境”之言，龚廷贤有“山林逸兴，可以延年”之说。

森林疗法适宜于多种精神情志病变、慢性虚弱病证，以及心脏病、高血压病、慢性支气管炎、偏瘫、糖尿病等。常用方法一般是到位于森林中的康复机构或疗养院生活一段时间，同时配合进行适当的治疗和锻炼。对不具备留居森林条件的患者，可在医生的指导下，每天定时去山林中进行康复运动，只要坚持不懈，同样会收到较好的效果。

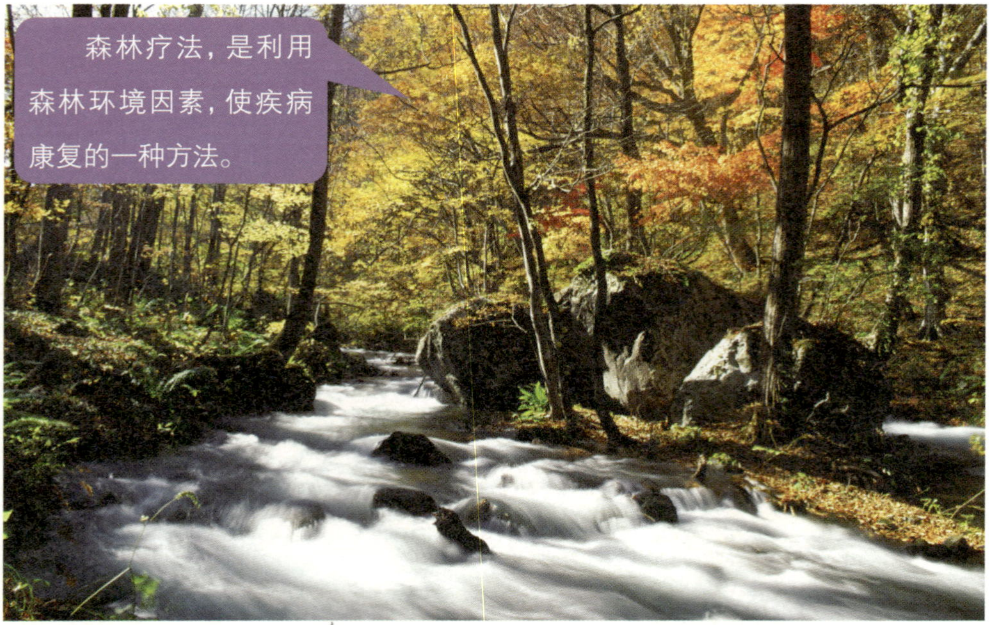

什么是岩洞疗法？有何作用

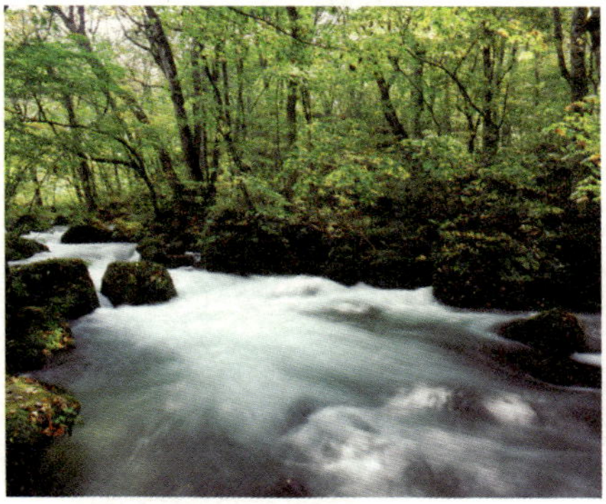

岩洞疗法，又称“洞穴疗法”，是利用岩洞内的特殊气候和环境条件，以改善和修复患者机体状况的方法。

中医学利用岩洞防病治病，具有悠久的历史。认为岩洞内幽静清雅，使人精神安宁，心志愉悦；洞中冬暖夏凉，寒暑变化小，有利于防寒避暑，保养正气，恢复病体。如唐代推崇居住“石室”以养生延年，即“洞府养生法”。北魏至北宋，宣武帝为治疗“斑烂皮肤病”，人工凿石为洞2100个，至今尚存“药方洞”遗址。

岩洞内含有大量的负离子，空气新鲜，湿度较高，温度变化不大，故可明显改善神经系统及各器官的功能，使人心情舒畅，思维敏捷，血压平稳，食欲增加，易于入睡。适用于高血压病、心脏病、神经衰弱以及消化系统和呼吸系统等多种慢性疾病的康复。具体方法可采取病房式，即在岩洞内安置病床，让患者住宿，每天有几次洞外活动，同时配合各种康复医疗。也可用游洞式，即白天去岩洞进行治疗和锻炼，晚上仍回到室内住宿。洞内滞留的时间长短，当因人而异。对有特殊地质结构的岩洞，要有选择地采用，注意安全性。

什么是花卉疗法？有何作用

花卉疗法，即利用鲜花绚丽的颜色、多姿的形态、扑鼻的馨香及其对环境的美化、净化作用，以促使机体疾病康复的方法。

正在生长、开放的鲜花，其绚丽姿色、馥郁馨香和蓬勃生机，常给人以美的享受，已成为精神生活中不可缺少的因素。观赏鲜花的多姿多彩，可悦目爽情。如牡丹之艳丽华贵，给人以热烈、动情、欢欣之感；兰花、水仙花之素雅洁白，给人以沉静、

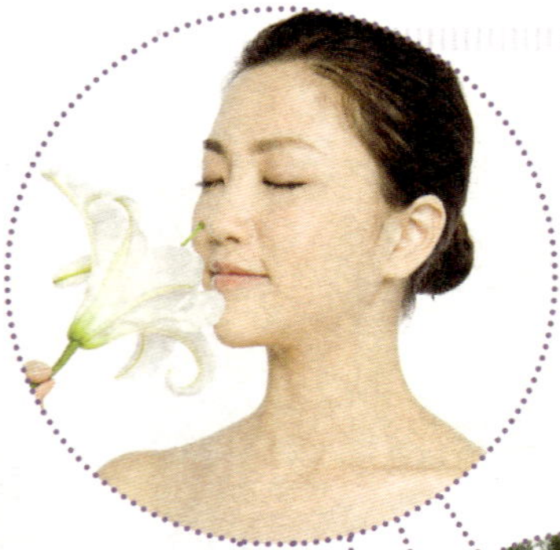
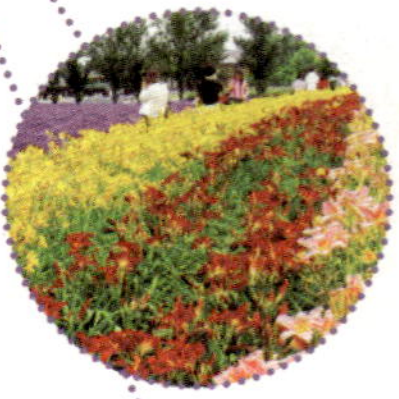
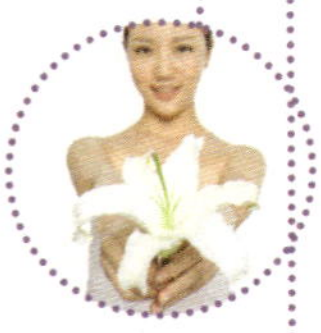
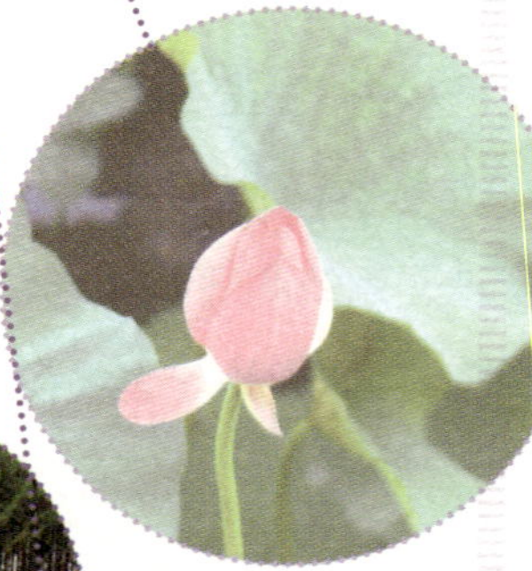
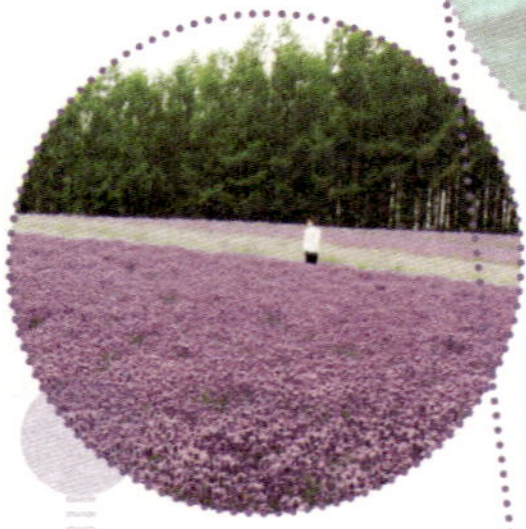
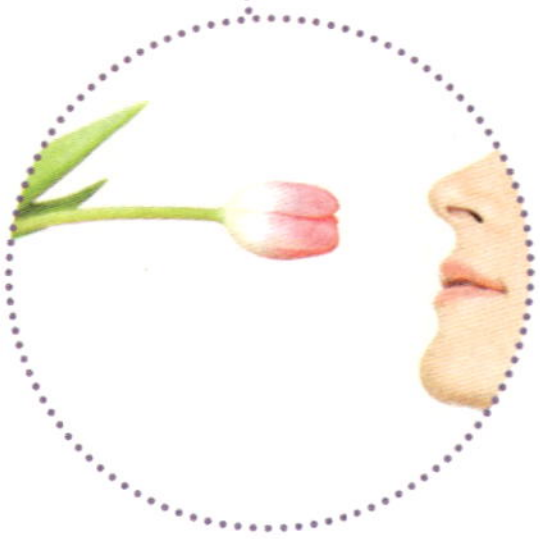

朴实、高洁之乐。而嗅闻鲜花的扑鼻清香，则可怡情悦志。如紫罗兰、玫瑰的香气，使人爽朗愉快；橘子、柠檬的香气，使人兴奋进取；茉莉、丁香的香气，使人沉着冷静。经临床研究发现，天竺花的香气可消除疲劳，促进睡眠；白菊花的香气能降低血压；熏衣草的香气对神经性心动过速有一定疗效；香叶天竺葵的香气可以舒张支气管平滑肌以治疗哮喘。因此鲜花的视觉、嗅觉综合立体效果，可调整心理活动，起到影响乃至改善人体身心状态的特殊治疗作用。另外，鲜花还能美化和净化环境。古人认为花之香气能“解秽气”。现代研究证实，菊花、山栀花等均有吸收有毒气体而净化空气的作用，梅花则对环境污染尤为敏感。故花卉疗法作为精神康复的一种辅助疗法，广泛运用于高血压病、低血压、神经官能症、肺结核、习惯性便秘、紧张性头痛、更年期综合征、抑郁症、癔症、失眠等。具体应用时，可根据不同的病情，或在室内摆设适合病情的香花数盆，或指定患者到花圃接触不同的鲜花，或在花园内观赏、散步、弈棋、读书等，以舒畅情志，通利气血，调节脏腑功能。不过，对某些特殊体质的患者，如有花粉过敏史者，应忌用或慎用。

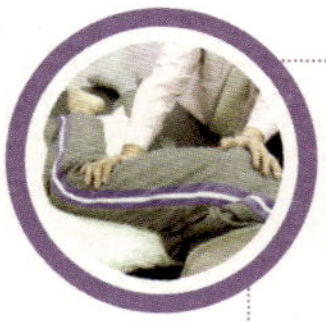

道法自然——物理康复法

什么是物理康复法

物理康复法是利用天然物经过加工所产生的物理因素作用于人体，从而起到辅助经络气血和脏腑的功能活动，以达到促进疾病的痊愈的目的。

物理康复法中热疗法有哪些分类？有何作用？有哪些适应证和禁忌证

可分为干疗法和湿疗法，干疗法包括热水袋使用法和烤灯。湿热疗法包括热湿敷和热水坐浴。

热疗法的作用是

1）热可使局部血管扩张，改善血液循环，促进炎症的消散。

2）温热能降低痛觉神经的兴奋性，有解除疼痛的作用。

3）温热可使局部血管扩张，减轻深部组织充血。

4）对老年人，婴幼儿，体温过低，末梢循环不良者，可用热进行保暖，使患者舒适。

热疗法不适于急性腹部疼痛尚未明确前，面部危险三角区感染时，各种脏器内出血时，软组织挫伤及挫伤3天内。

什么叫作物理康复法中的冷疗法？冷疗法有哪些种类

“冷疗法”，就是用温度较低的物品持续地用于受伤的皮肤上，最好用自来水冲洗或浸泡，但一定要保持水温处于较低的温度，这样持续冲洗或浸泡30分钟到一个小时后，再就近到正规医院接受治疗。此前，最好不要涂抹任何药物。“冷疗法”不仅容易寻找降温物品（比如自来水），而且能控制高温向皮肤深处渗透，从而减少烫伤面积。

大致可分为冰袋冷敷、化学冰袋、冷湿敷、温水擦浴等。

冷疗法应用方法有哪些？注意事项有哪些

（1）冰袋冷敷

一般用品为：冰袋(冰囊、冰帽)、布套及干敷布、冰块。

使用方法：①将冰块砸成小块放入盆中，用水冲去锐角后装入冰袋或冰囊内约l/2量，排气并夹闭袋口，擦干袋外水分，倒持，检查无漏水后装入布套，放置冷敷部位，亦可将冰囊吊起，使其底部接触所敷部位，以减轻压力。②冰帽用于头部降温防止脑水肿。将冰块冲去锐角，装入冰帽约1/2~2/3量。冰帽内侧放一层干敷布后，放置头部，使头部除面部外，埋入其中。可迅速降温。③随时查看冰袋有无漏水及被敷部位皮肤情况，防止冻伤。

使用注意事项：①高热患者可放置前额、头顶或体表大血管处。②头部降温期间，应密切观察患者病情及体温变化，一般体温不宜低于36℃。

(2) 化学冰袋

一般用品为化学冰袋（又称保健冰袋，采用高分子材料研制而成），有高效蓄冷，降温至–3℃低温时仍保持良好的弹性，使用方便等优点。

使用方法：①将化学冰袋内芯取出乎放入冰箱冷冻室，冷冻2~3小时即可使用或备用。②取出经过冷冻后化学冰袋置放身体需要部位。2个化学冰袋可交换冷冻使用。③如化学冰袋太凉，可加绒布套包裹。使用注意事项：同冰袋冷敷。

(3) 冷湿敷

一般用品为：盆内盛冰块及冰水、敷料钳2把、敷垫2块、橡胶布治疗巾。

使用方法：将橡胶布及治疗巾垫入所敷部位下，将敷垫浸于冰水或冷水中，用敷料钳拧干敷垫，以不滴水为宜，敷于患处，每3~5分钟更换1次，持续时间15~20分钟或按医嘱。

(4) 温水擦浴

一般用品为：32~34℃温水一盆，内浸纱布或小毛巾2块，大毛巾、冰袋和热水袋。

使用方法：1) 备齐用物携至床前，向患者做好解释，头部放冰袋（以助降温并防由于浴时体表血管收缩，血液集中到头部，引起充血）脚下置热水袋。2) 协助患者露出擦拭部位，下垫大毛巾，拧干浸湿的小毛巾缠在手上成手套式，以离心方向边擦边按摩，其顺序如下：①露出一侧上肢，自颈部沿上臂外侧擦至手背，自侧胸部经腋窝内侧至手心，同法擦拭另一上肢；使患者侧卧，露出背部，自颈向下擦拭全背部，擦干后穿好上衣；②露出一侧下肢，自髋部沿腿的外侧擦至足背，自腹股沟的内侧擦至踝部，自股下经腘窝擦至足跟；同法擦拭另一下肢，擦干后穿好裤子，移去热水袋盖好被子。3) 30分钟后测量体温，并记录于体温单上，如体温降至38.5℃，应取下头部冰袋。

使用注意事项：1) 擦拭过程中，应观察患者全身情况，如有寒战、面色苍白，脉搏、呼吸异常，应立即停止，通知医师。2) 中暑、高热患者可同时置冰袋于颈、腋、腹股沟等处，协助降温。3) 禁擦胸前区，腹部、后颈，这些部位对冷刺激敏感，易引起不良反应。4) 擦拭腋下、掌心、腹股沟、腘窝、脚心等部位，用力可略大，时间可稍长，有利降温。

开心活动我来办——娱乐康复法

什么叫作娱乐康复法？娱乐康复有何作用

娱乐疗法是通过各种娱乐活动（如唱歌、听音乐、唱戏、看表演、看电影、跳舞、玩游戏、下象棋、旅游等），来陶冶性情、增进身心健康的一种治疗方法。

作用：①增强肺的呼吸功能；②清洁呼吸道；③使肌肉放松；④有助于发散多余的精力；⑤有益于抒发健康的情感；⑥消除神经紧张；⑦帮助驱散愁闷；⑧减轻“社会束缚感”；⑨有助于克服羞怯的情绪；⑩有助于乐观地对待现实。

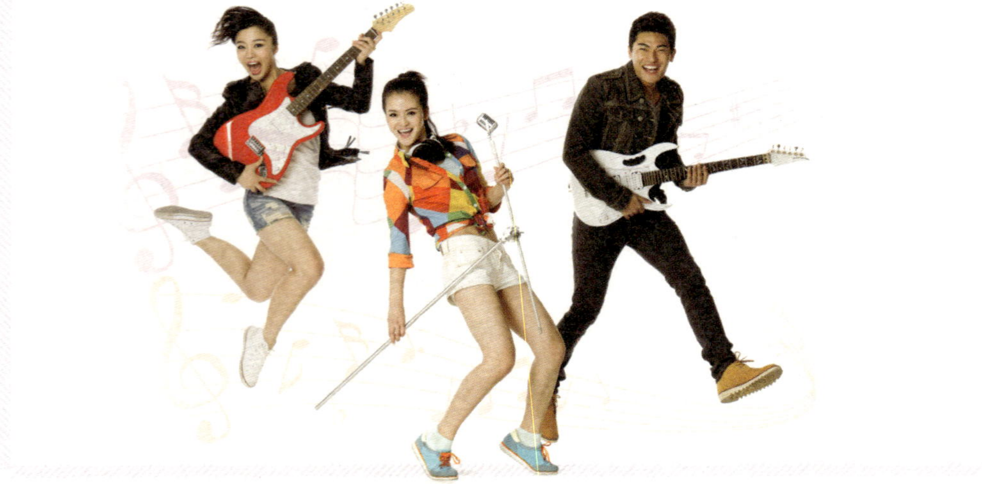

娱乐康复是怎么分类的

(1) 书法疗法

自古以来，书法延年。书法家多长寿。书法讲究执笔和运笔，因人的拇指与肺经相通，通过手指的活动能活气血。通经络关节、平衡阴阳，有益于身体健康。如能长期练、时时写，可达到心理平衡、心情舒畅、心旷神怡之功效。

(2) 吟诗疗法

吟诗可使人的肺脏得到运动和锻炼，也可以使人的精神在美妙的诗词意境中得到协调，优秀的诗词还能陶冶人的情操。国外也有诗疗。更为有趣的是，意大利还有以诗治病的“药方”出售。经常吟诗咏词，对健康是有些益处的。

(3) 呼喊疗法

即每天清晨到山上、海边、江边向高山和大海、江河大声呼叫，每早一次，每次呼喊20~30分钟。其法可将患者内心积郁发泄出来，从而取得精神与心理上的平衡。

(4) 笔耕疗法

有句古词写道：“闲愁最苦，休去倚危栏；斜阳正在，烟柳断肠处。”实践表明，笔耕不辍能填满无所事事的时间。笔杆一握，万念俱消，思想专一，心胸开阔，愉悦精神，保持心理平衡。一分耕耘，一分收获，十分快乐，无疑丰富了个人的内心世界，自然寿从笔端来。

(5) 风筝疗法

放风筝活动是一项简单易行，娱乐性极强的锻炼方法，古代不少长寿老人都喜欢放风筝。古人认为迎天顺气、拉线凝神、随风送病，百病皆祛。

（本章编者：许建阳　王梅康　郝石磊　刘　静　史丽娜　夏红杰　孟疆涛）

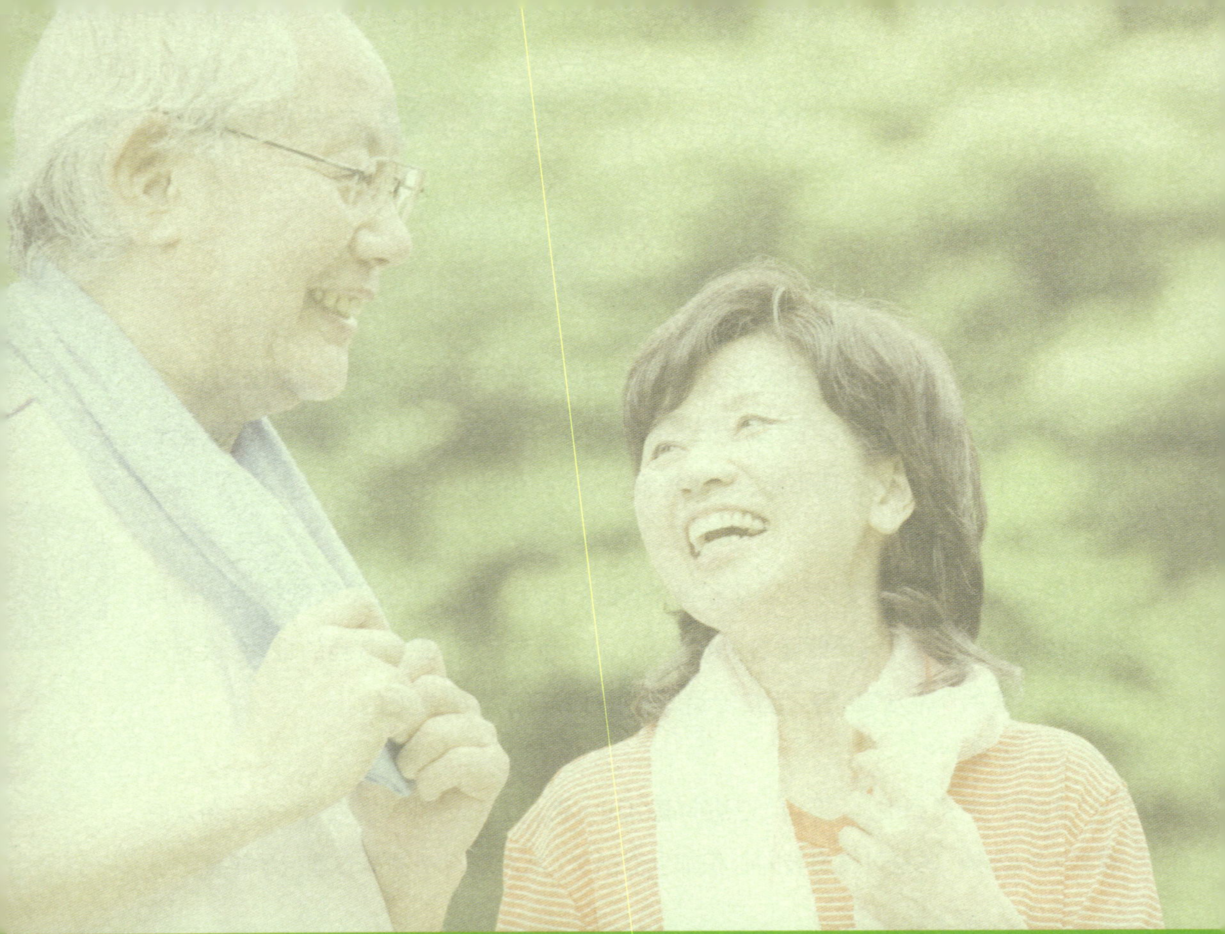

ZHILIAO PIAN

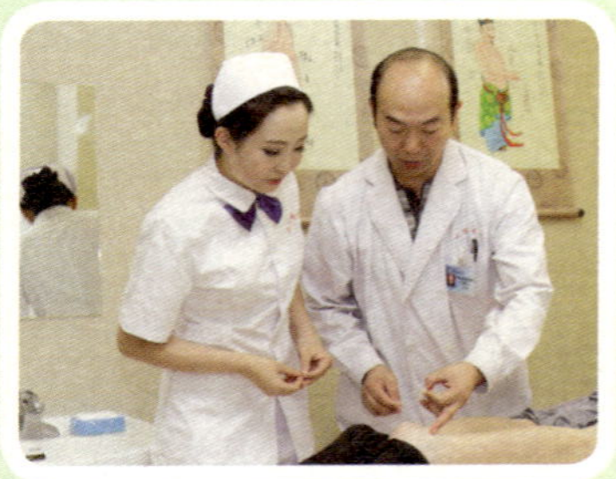

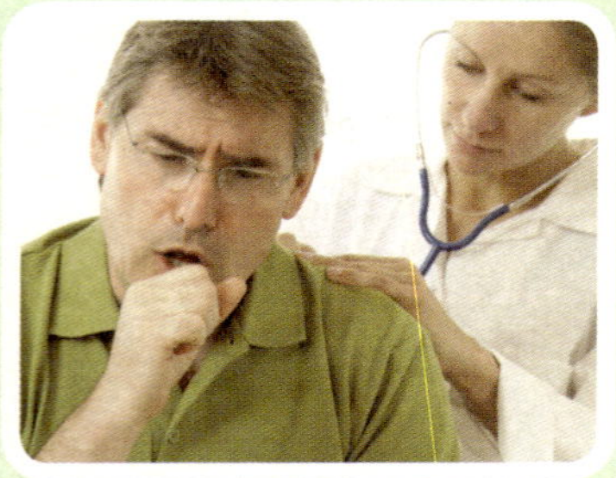

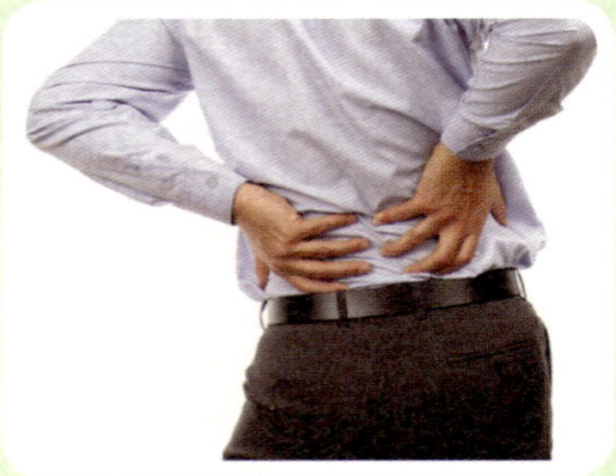

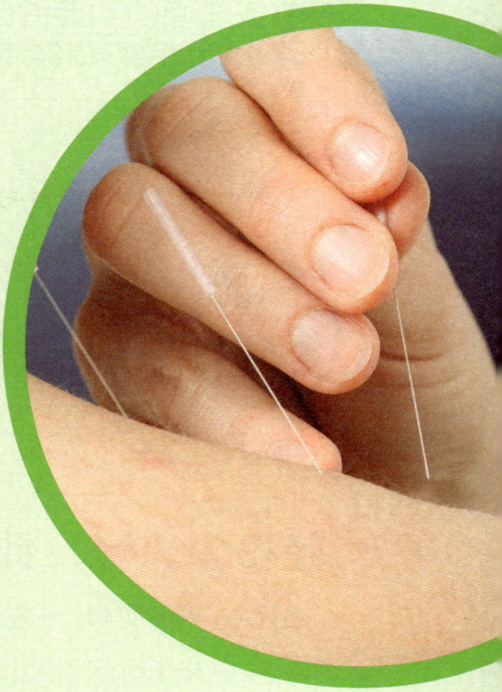

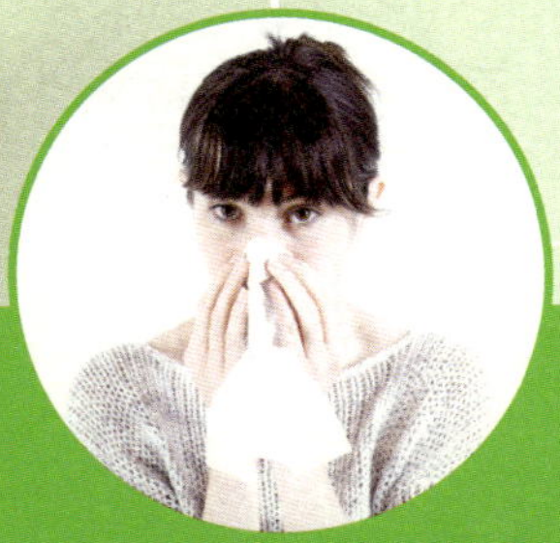

治疗篇

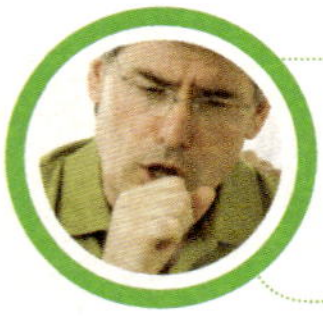

内科疾病

轻松驱感冒，针灸给你出妙招

感冒是一种常见病。一般的感冒中医称为伤风，是风邪侵袭人体所致的常见外感疾病。临床表现为脑袋发懵、鼻塞、咳嗽、喷嚏、头痛、发烧、浑身疼痛不适，其全年皆可发病，春季多见。由于感受邪气的不同、体质的差异，证候可分为风寒、风热两大类。

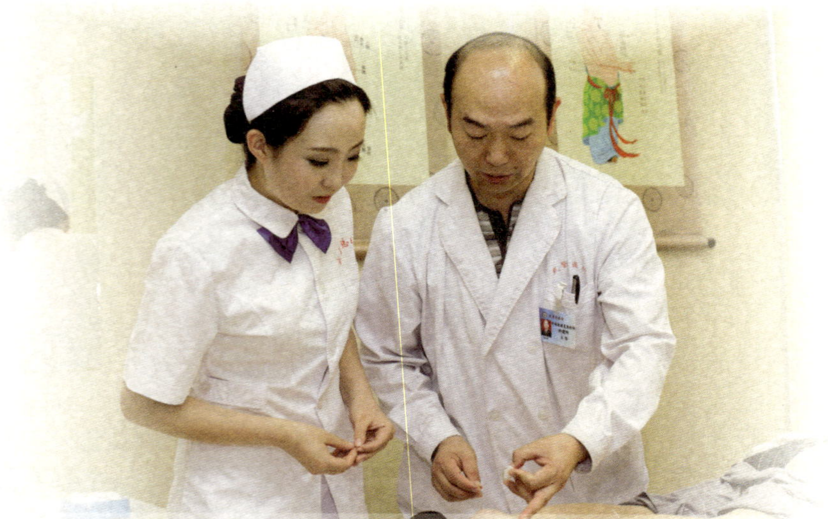

妙招1 针灸当先锋

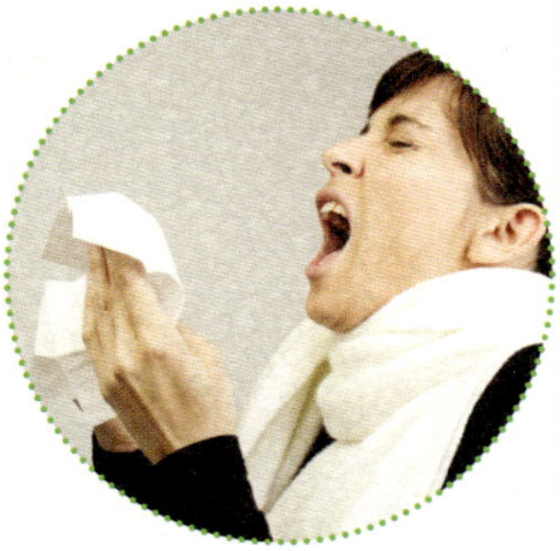

(1)风寒感冒

治法:祛风解表。

针刺:大椎、风门、列缺、风池。

鼻塞,加迎香;体虚感冒,加足三里。

(2)风热感冒

治法:疏散风热。

针刺:大椎、曲池、外关、合谷。

咽喉疼痛者,加少商;全身酸楚,加身柱;夹湿者,加阴陵泉;夹暑者,加委中。

操作主穴用毫针泻法。风寒感冒,大椎行灸法;风热感冒,大椎行刺络拔罐。配穴中足三里用补法或平补平泻法,少商、委中用点刺出血法,其他穴位用泻法。

感冒为外邪侵犯肺卫所致,太阴、阳明互为表里,故取手太阴、手阳明经列缺、合谷以驱邪解表。督脉主一身之阳气,温灸大椎可通阳散寒,刺络出血可清泻热邪。风池为足少阳经与阳维脉的交会穴,“阳维为病苦寒热”,故风池既可疏散风邪,又与太阳穴相配可清利头目。

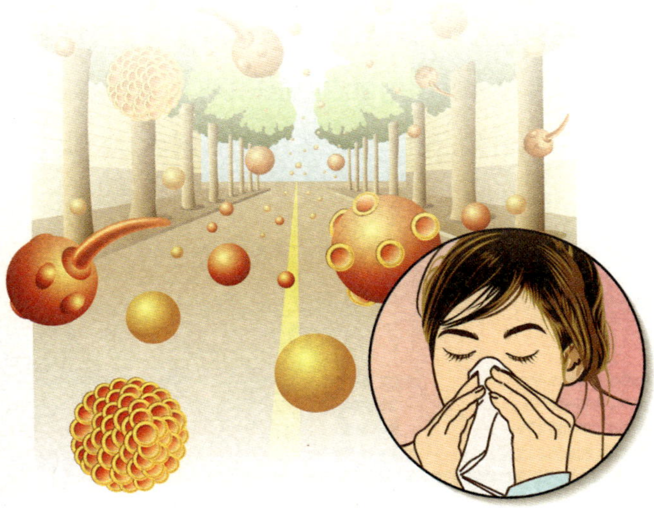

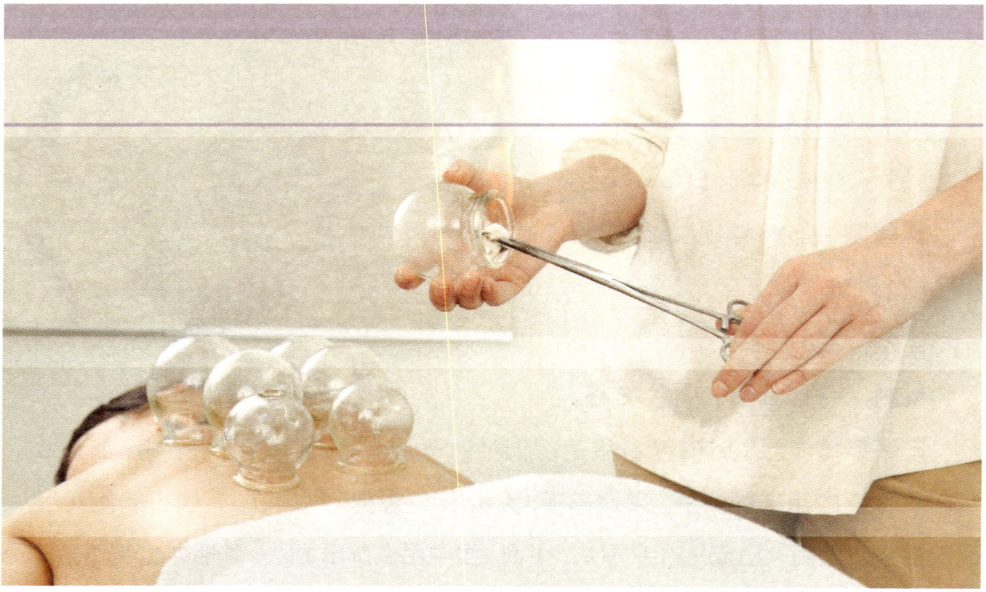

妙招2 针罐齐上阵

1）拔火罐：风寒感冒选大椎、身柱、大杼、肺腧，拔罐后留罐15分钟起罐，或用闪罐法。

2）刺络拔火罐：风热感冒选大椎、风门、肺腧，消毒后，用三棱针点刺，加火罐于穴位上，留罐10分钟后起罐，清洁拔出的血液，局部并再次消毒针眼。

3）耳针法选肺、内鼻、下屏尖、额，用中、强刺激。咽痛加咽喉、扁桃体。

妙招3 巧用厨房菜

风寒感冒，可在锅中放入生姜3~5片、葱白5根、紫苏10克左右，添入凉水少许煮水喝，服后，盖被入睡，汗出病愈。

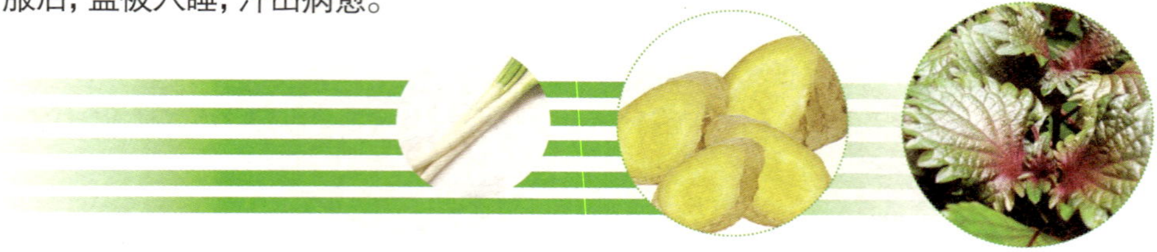

把灵方迎进家，把咳嗽赶出门

“春雨欲来风满楼，咳嗽日久人难受。敢问灵方何处有？快快解我狂咳愁！”

咳嗽的“咳”指肺气上逆，有声无痰；“嗽”指咳吐痰液，有痰无声。一般声痰并见。咳嗽多分为外感和内伤两大类。外感是由外邪侵袭引起，发病较急；内伤咳嗽时由脏腑功能失调所导致。咳嗽常常弄得我们浑身无力，面容憔悴，难以睡眠。西药吃了不少，起效甚微。

现在让我来教大家见识一下灵方。

灵方1

（1）外感咳嗽

治法：疏风解表。

针刺：肺腧、尺泽、列缺、鼻塞、加迎香；体虚感冒，加足三里；燥热，加曲池。

（2）内伤咳嗽

治法：止咳化痰。

针刺：肺腧、太渊、三阴交，痰湿者加丰隆、阴陵泉上；肺阴亏损加膏肓；咯血加孔最。肺主皮毛，司一身之表，取背腧宣肺止咳；尺泽宣降肺气，止咳化痰；列缺为肺之络穴，散风祛邪，宣肺解表。太渊为肺经原穴，经气所注，取之肃理肺气。

灵方2

（1）拔火罐

在背部两侧膀胱经上进行走罐，以出瘀为度。

（2）穴位贴敷法

选肺腧定喘、天突、风门、膻中。用白附子16%，川椒33%、洋金花48%、樟脑3%制成粉剂，将少许药粉置于穴位上，用胶布贴敷，3~4天更换1次，最好在三伏天应用。也可用白芥子、甘遂、细辛、丁香、苍术、川芎等量研成细末，用医用凡士林调成糊状，取少许贴于穴位上，胶布固定，每3日更换一次，5次为1个疗程。

灵方3

(1)雪梨炖冰糖

用料：雪梨1~2个，冰糖30~60克。

制法服法：将雪梨去皮、核，与冰糖置瓷杯内，放水炖至冰糖溶化。食梨饮汁，晚饭后食用。

功效主治：梨润肺清热、生津止渴，与冰糖同用，增强润肺止咳作用。治疗肺燥咳嗽，干咳无痰，唇干咽干。

注意事项：咳嗽有痰者不宜。脾虚痰湿者慎用。

(2)荸荠百合羹

用料：荸荠（马蹄）30克、百合10克、雪梨1个，冰糖适量。

制法服法：将荸荠洗净去皮捣烂，雪梨洗净连皮切碎去核，百合洗净后，三者混合加水煎煮，后加适量冰糖煮至熟烂汤稠。温热食用。

功效主治：荸荠味甘，性微寒，有清热生津，凉血解毒，化痰消积等作用，含淀粉、蛋白质、脂肪、钙、磷、铁、维生素C和荸荠素等成分，荸荠素对金黄色葡萄球菌、大肠杆菌及绿脓杆菌有抑制作用；梨能清热生津，润燥止咳；百合润肺止咳。三者合用则起滋阴润燥，化痰止咳的作用。

治疗痰热咳嗽，痰黄稠，咽喉不利。

注意事项：脾虚便溏、咳痰清稀者不宜选用。血虚体弱的婴儿忌用。

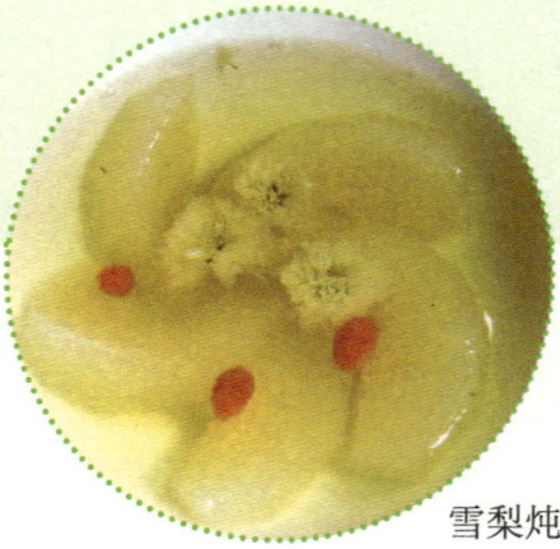
雪梨炖冰糖

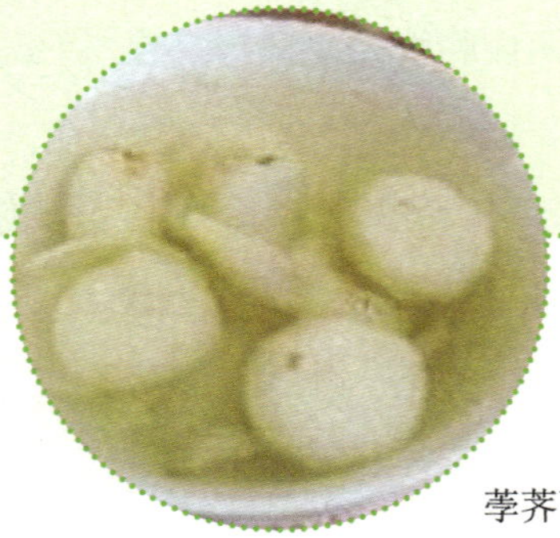
荸荠百合羹

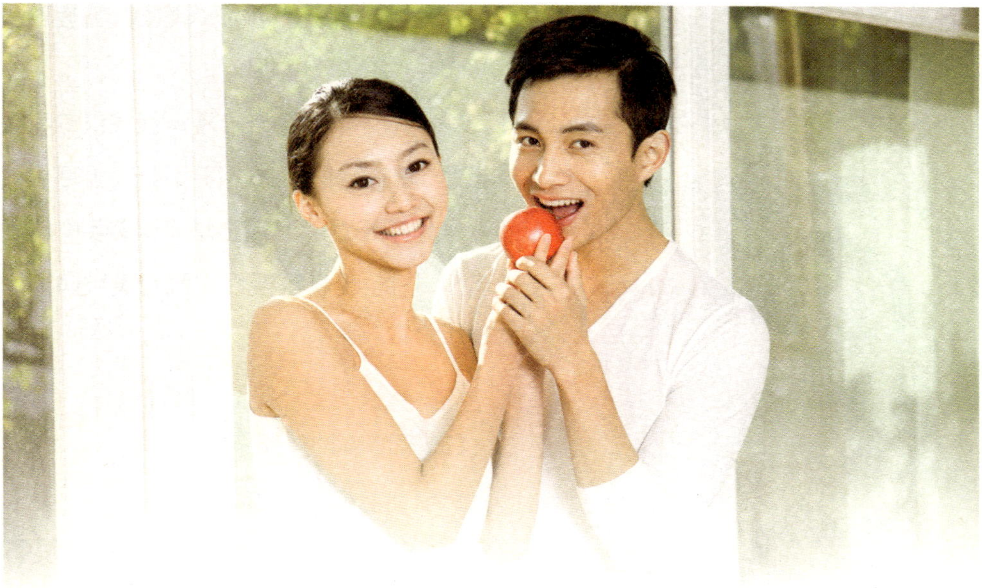

如何防治气管炎

气管炎，是由于感染或非感染因素引起的气管、支气管黏膜炎性变化，黏液分泌增多，临床上以长期咳嗽、咳痰或伴有喘息为主要特征。本病早期症状较轻，多在冬季发作，春暖后缓解，且病程缓慢，故不为人们注意。晚期病变进展，并发阻塞性肺气肿时，肺功能遭受损害，极大地影响健康及劳动力。本病为我国常见多发病之一，发病年龄多在40岁以上，吸烟患者明显高于不吸烟患者，在我国患病率北方高于南方，农村较城市发病率稍高。

(1) 认清气管炎的症状要点

1) 咳嗽　长期反复咳嗽，多发生于寒冷季节、气温骤变时发生，早晚咳嗽频繁，白昼减轻。

2) 咳痰　多为白色黏痰，或白色泡沫痰，早晚痰多。合并感染时痰量增多，且为黏液脓性痰。

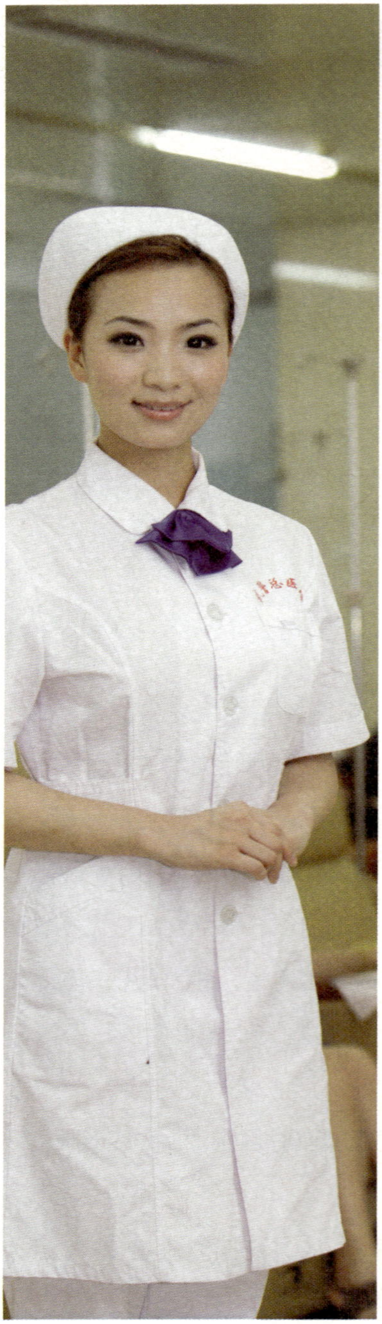

3）喘息　部分患者可出现支气管痉挛，引起喘息，多在急性期发作。

4）体征　早期可无异常体征或仅有呼吸音粗糙，随病情发展肺部可闻及干、湿啰音，急性发作期干湿啰音明显增多，咳嗽咳痰后啰音可减少。喘息型慢性支气管炎可闻及哮鸣音。

（2）气管炎的康复策略

策略一

1）贴敷选穴：①肺腧、心腧、膈腧、肝腧、脾腧；②天突、神阙、膻中、命门、灵台。

备用穴：喘息加大椎、定喘；脾虚加足三里、丰隆；肾虚加肾腧、膏肓。

2）敷药制备：①参龙白芥散：白芥子、细辛、甘遂、吴茱萸、苍术、青木香、川芎、雄黄、丁香、肉桂、皂角各等量，红参为1/10量，每10克药用海龙1条。均研细末，密封保存。使用前加适量麝香、冰片，以鲜姜汁调成糊状，做成直径1厘米的圆饼。②白芥子、细辛、白芷、甘遂、轻粉各等分，研细末，用蜂蜜做成蚕豆大药饼。

治疗时，每次取一组穴位，两组穴位交替，据症加穴。药物亦选一组合。用参龙白芥散，应先令患者取适当位置，每穴拔罐5~10

分钟（7岁以下只拔神阙，其他穴贴药）。然后，贴上药饼，用胶布固定，20小时取下，皮肤痒甚者3小时取下。于每年夏天入伏起头伏的10天中任选一天贴穴，以后每隔10天贴1次，共3次；冬季入九起，头九的9天内任选1天治疗1次，以后每隔9天贴1次，共3次。一年连治6次为一疗程，连治二个疗程以上。

第2组药，可于平时贴敷，每次选1穴（双侧），先拔罐5~10分钟，然后用生姜涂擦穴位，令热，置饼于其上，以胶布固定。每次贴24~48小时，3~4天贴敷1次，10次为1疗程。疗程间隔7~10天。

策略二

食疗方法：

1）萝卜蜜汁：大白萝卜挖空一半，装进适量蜂蜜，放置3小时后，取汁，用温开水冲服，日服3次，每次1汤匙；或用萝卜半斤，冰糖、蜂蜜适量，再加少量水，煮汤温服。

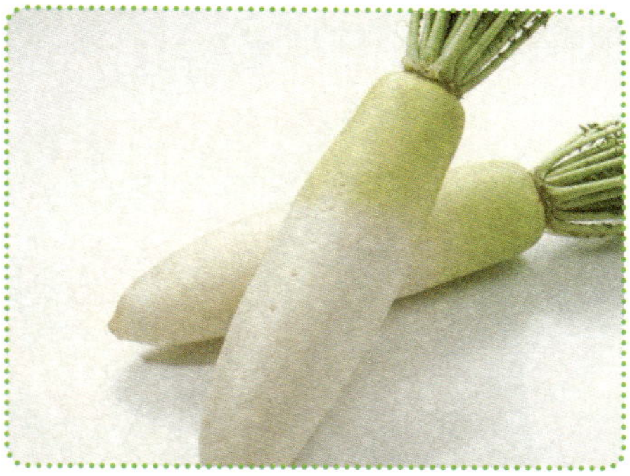

2）糯米15克，杏仁、甘草各10克，水煎后滤汁，每日分服2次。

3）蜂蜜50克，佛手柑30克，水煎成茶；或蜂蜜、饴糖、洋葱汁各等分煮沸适量吃。

4）萝卜茶：取经霜萝卜切成薄片，煎水代茶饮。

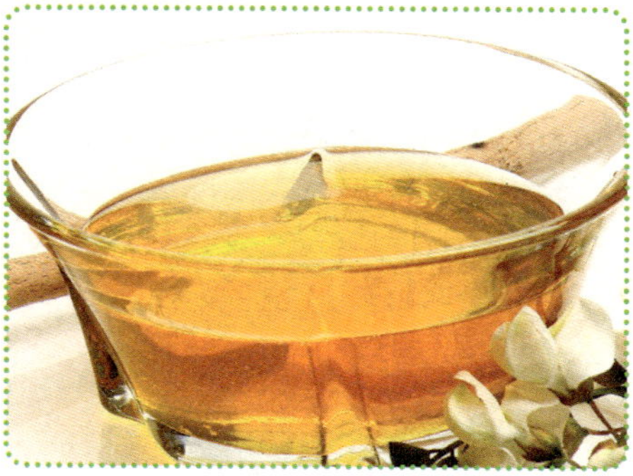

5）萝卜炖豆腐：鲜大萝卜块100克，豆腐200克，同炖至烂熟后加调味品食用。

6）雪梨百合汁：雪梨1枚，百合15克。将雪梨切片，与百合同煮，待烂熟后喝汤。亦可在煎煮时加入适量冰糖。

7）罗布麻茶：取罗布麻叶10～15克，代茶饮用，每日1次。本方对于预防慢性支气管炎发作与发作期治疗，均有满意的效果。

策略三

1）简易的耐寒按摩

① 以手摩擦头面部及上下肢的暴露部位，每日3～5次，每次5分钟。

② 按摩迎香穴：迎香穴位于鼻唇沟止于鼻翼处，以食指轻轻揉1～3分钟，每日2次。

③ 按摩风池穴：风池穴位于颈部颈肌两旁的凹窝中，以双手掌心按摩之，每次30～60下，每日2～3次。

2）加强体育锻炼

可根据自身体质选择医疗保健操、太极拳、八段锦等项目，坚持锻炼，能提高机体抗病能力，活动量以无明显气急、心跳加速及过分疲劳为度。

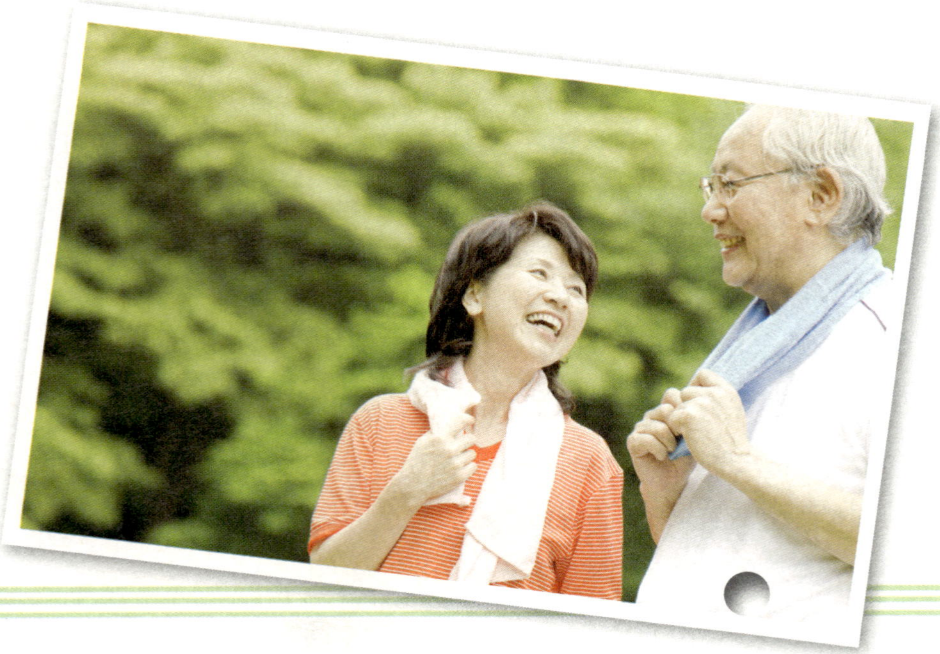

哮喘苦难堪，辨清症型是关键

“哮喘病很多见，冬病夏治是关键；寻求康复遵医嘱，自由呼吸免病患。”哮喘是一种常见的反复发作性疾病，哮与喘同为呼吸急促的疾病，但在症状表现上有所区别，“哮”是呼吸急促，“喘”是呼吸困难，重则张口抬肩。哮必然兼喘，喘不一定兼哮，病因大致相同。哮喘一年四季都可发病，特别是寒冷季节和天气突然变冷多见。

(1) 细辨别巧用针

1) 实证

①风寒

症状：哮喘而咳痰，痰液清稀，兼恶寒发热，头痛，无汗，口不渴，舌苔白，脉浮紧。

治法：取督脉、手太阴、手阳明经穴为主。毫针刺用泻法，并可用灸法，以解表散寒，宣肺平喘。

针刺：大推；合谷；列缺； 肺腧；风门。

大椎温阳解表，合谷理气解

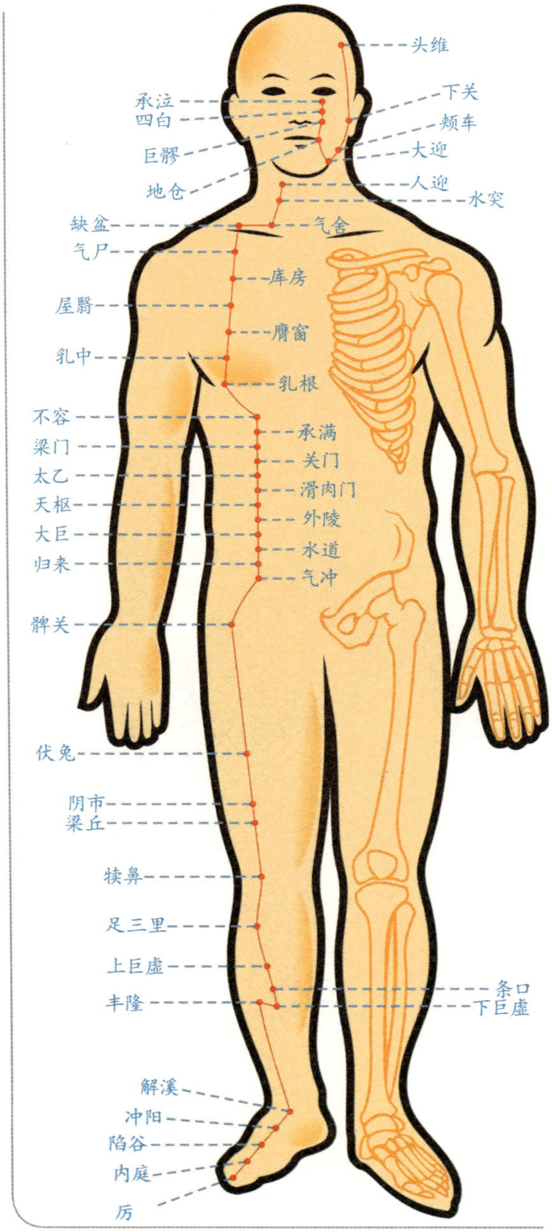

人体穴位名称示意图

表，列缺宣肺解表，肺腧调理肺气，风门祛风解表，诸穴共奏解表散寒，宣肺平喘之效。

②痰热

症状：哮喘声高气粗，胸闷烦热，口干，咳吐黄痰，舌苔黄厚而腻，脉滑数。

治法：取手太阴、足阳明经穴为主。毫针刺用泻法，以清化痰热，宣肺定喘。

针刺：鱼际；尺泽；定喘；丰隆。

鱼际为肺经荥火穴，清泄肺火以止喘；尺泽为肺经合水穴，合主逆气而泄，水能制火，故尺泽泄肺清热以止喘；定喘为治喘之奇穴；丰隆为胃经络穴，健脾和胃，清化痰热，宣肺定喘。

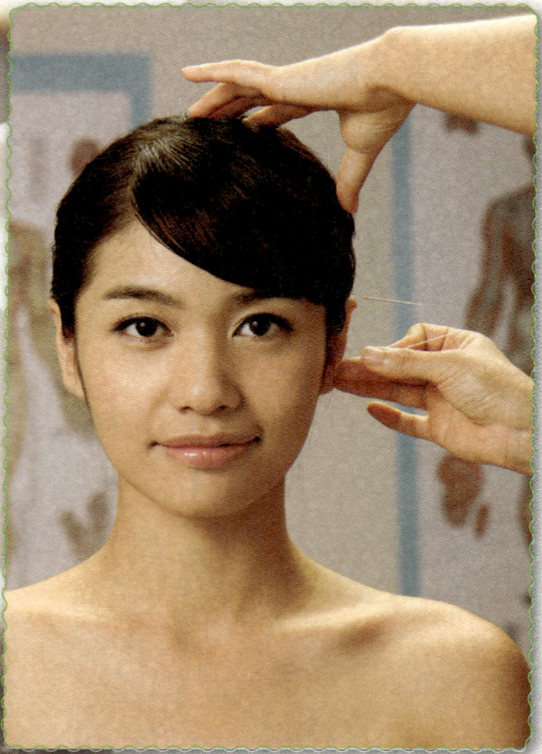

2）虚证

①肺虚

症状：喘促气短，语言无力，咳声低弱，自汗，舌质淡，脉虚弱。

治法：取手太阴、足阳明经穴为主。毫针刺，用补法，酌用灸法，以补肺定喘。

针刺：肺腧；中府；太渊；太白；足三里。

肺腧、中府二穴为腧募穴相配，再加太渊，肺之原穴，二穴相配，补肺定喘；足三里胃经合穴，太白脾经原穴，二穴相配补土生金，乃“虚则补其母”之义。脾气健，肺气足则喘自平。

②肾虚

症状：喘促日久，动则喘甚，张口抬肩，气不接续，神疲体倦，汗出脚冷，舌质淡，脉沉细。

治法：取足少阴、任脉经穴为主。毫针用补法，酌用灸法，以补肾纳气定喘。

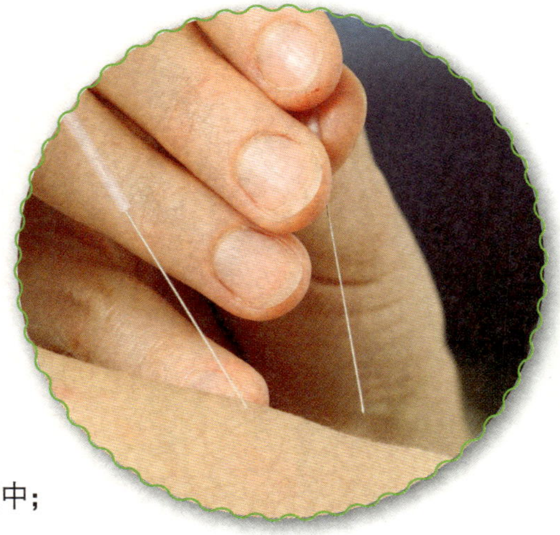

针刺：肾腧；太溪；肺腧；膏肓腧；膻中；关元；脾腧；中脘。

久喘伤肾，太溪、肾腧补益肾气以纳气定喘；肺腧、膻中理气宽胸；脾腧、中脘健脾胃以益肾气；关元培元固本，益肾定喘；膏肓腧为人之大补穴，功可补益一身之气。诸穴共收补肾纳气，培元固本止喘之效。

（2）方法多种齐上阵

1）针罐合用

取穴：风门、肺腧、大椎。针刺后各拔一火罐，十分钟后去罐留针，换艾灸。

2）隔姜灸

方法：取大椎、肺腧（双）穴，作隔姜灸3壮，以皮肤红润为度，10~20天治疗1次，3次为1疗程。

3）敷贴法

取穴：足太阳膀胱经的肺腧（双）、心腧（双）、膈腧（双），共六个穴。

方法：白芥子21克，元胡12克，细辛12克，甘遂21克，麝香1克。以上和药（麝香除外）共研细末，用生姜汁或姜酊调成糊状，再取麝香，制成6块药膏，分贴于穴位上，用纱布，胶布固定。

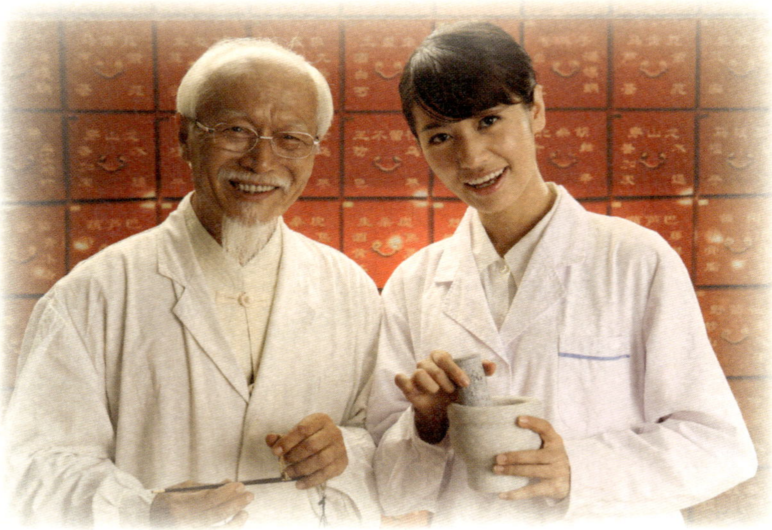

急性扁桃体炎，用中医来细分辨

“扁桃体，两扇门，发起炎症堵着门，咽不下，食不振，快快治疗敲开门。”

急性扁桃体炎是腭扁桃体的一种非特异性急性炎症，常伴有一定程度的咽黏膜及咽淋巴组织的急性炎症。中医称为“乳蛾”“喉蛾”或“莲房蛾”。常发生于儿童及青少年。

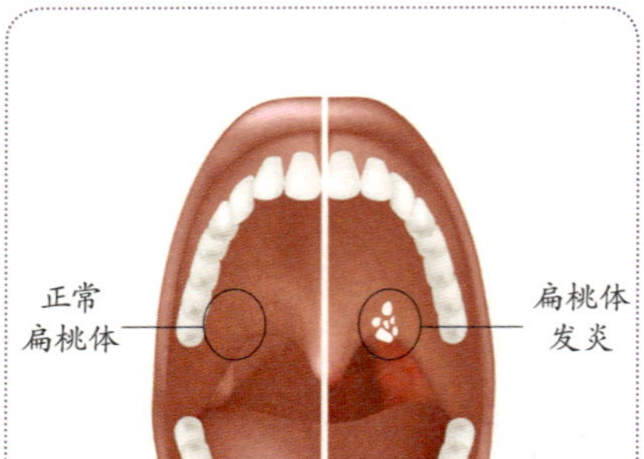

扁桃体

(1) 全身症状

起病急、恶寒、高热，可达39～40℃，尤其是幼儿可因高热而抽搐、呕吐或昏睡、食欲不振、便秘及全身酸困等。

(2) 局部症状

咽痛明显，吞咽时尤甚，剧烈者可放射至耳部，幼儿常因不能吞咽而哭闹不安。儿童若因扁桃体肥大影响呼吸时可妨碍其睡眠，夜间常惊醒不安。

针灸拔罐把门敲

(1) 针刺：颊车、合谷、少商、内庭。

配穴：天柱、鱼际。

治法：主穴为主，每日一次，据症情酌加配穴。每次选穴2~3个。头面部仅取患侧，四肢针双侧。少商、鱼际以三棱针点刺出血，余穴行提插加捻转，强刺激泻法。内庭用泻法。每次留针15~20分钟，小儿可不留针。每日1~2次。

(2) 耳针

主穴：咽喉、扁桃体、耳轮4、6耳背静脉。

配穴：少商，商阳（体穴）。

治法：毫针刺入，以捻转法行强刺激，留针30分钟到1小时；在耳轮4、6及耳背静脉明显处，以三棱针或毫针（小儿）刺破，挤出血2~3滴。少商、商阳亦可刺血。上法均每日1次。

(3) 灯火灸

主穴：角孙。

治法：先将角孙穴（患侧）处的头发自然分开，暴露出皮肤。取一缠线之灯芯草，一端浸入食油内约2厘米长，点燃后迅速点烧穴位皮肤，一点即起，此时可闻得“叭”的声响，火灸部位即呈微红。火灸穴位1次即可，个别效果不满意者次日再作1次。

(4) 拔罐

主穴：大椎。

治法：嘱患者正坐，略低头，暴露穴区。行常规消毒后，快速进针至皮下，缓缓直刺，至得气后，行捻转结合小提插1~2分钟之后，即予拔针。然后取不易传热之橘皮或大片姜片、青链霉素瓶盖，置于大椎穴上，上放一团浸有95%酒精之棉球，点燃后即扣上玻璃罐具或直接用真空拔罐器吸拔，留罐15~20分钟，至局部出现深红色或淤斑后，去罐。每日1~2次，连续治疗，不计疗程。

鼻窦炎怕过冬，奇针妙推防先行

“学生之中鼻炎见，防寒保暖不间断，体育锻炼天天有，鼻炎不侵乐悠悠。”此病在学生之中最为多见，也是学生最为苦恼的一种病。

慢性鼻窦炎，亦称慢性化脓性鼻窦炎。常因急性化脓性鼻窦炎反复发作未能得到适当治疗所致。以多黏液或脓性鼻涕、鼻塞、头痛及嗅觉减退或消失为主要临床症状。

（1）学生也能识鼻炎

1）肺经风热引起：鼻流黄涕，量多，间歇或持续性鼻塞，嗅觉降低，伴有恶寒，头痛，咳嗽，舌红苔微黄。

2）肝胆郁热引起：鼻流黄涕如脓样，有腥臭味，嗅觉明显减退，鼻塞，眉心部疼痛，口苦咽干，耳鸣目眩，烦躁易怒。

（2）推拿也能驱鼻塞

1）揉捏鼻部：用手指在鼻部两侧自上而下反复揉捏鼻部5分钟，然后轻轻点按迎香(鼻唇沟中，平鼻翼外缘中点处)和上迎香（鼻唇沟上端尽头）各1分钟。

2）推按经穴：依序拇指交替推印堂50次，用手的大鱼际从前额分别推抹到两侧太阳穴处1分钟，按揉手太阴肺经的中府、尺泽、合谷各1分钟，最后按揉风池1分钟。

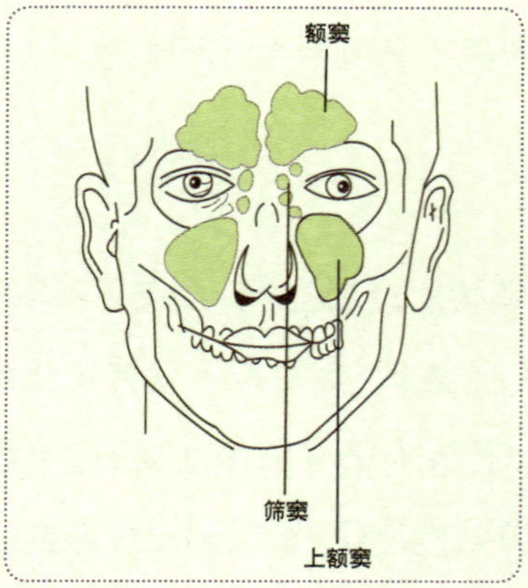

鼻窦的组成

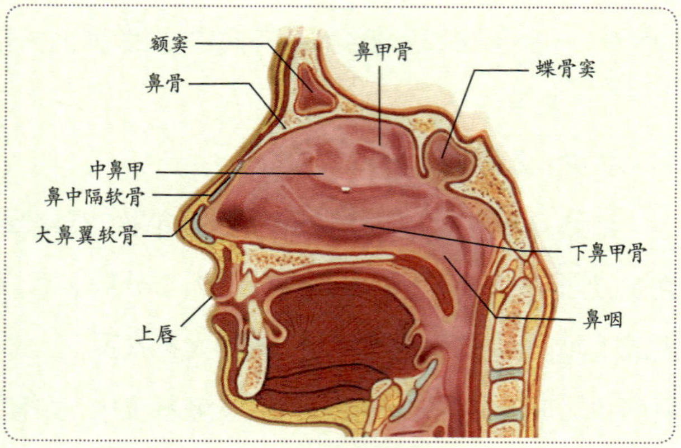

鼻子的结构

3）提拿肩颈：用手掌抓捏颈后正中的督脉经穴，以及背部后正中线两侧的经穴，自上而下，反复4~6次。再从颈部向两侧肩部做提拿动作。重点提揉肩井穴，做3分钟，按揉肺腧穴1分钟。

4）揉擦背部：用手掌在背上来回摩擦按揉，感觉到皮肤透热时为度。

遵循以上手法步骤每日一次，十天为一个疗程。

（3）针灸显神效

针刺：列缺、合谷、迎香、印堂。

取列缺、合谷，以清泻肺热。迎香、印堂，疏散局部而通鼻窍之功效。

配穴：肺经有热时配少商点刺出血，肝胆郁热配行间。头痛配太阳、风池。

（4）护理亦应要跟上

1）平时应注意锻炼身体，参加适当的体育活动。

2）每日早晨可用冷水洗脸，以增强鼻腔黏膜的抗病能力。

3）注意改善工作环境。

4）注意气候变化，及时增减衣服。

5）鼻塞时不宜强行擤鼻。

6）不要用手挖鼻。

7）经常保持心情舒畅。

8）保持大便通畅。

9）不宜长久使用具有血管收缩作用的滴鼻剂。

牙痛起来要人命

“牙痛不是病，痛起来要人命”。牙痛在生活中总把它当作小病，想着忍忍就过去了，可有的时候这个坎怎么也过不去，弄得吃不下，睡不着。有的时候我们又没有什么特效药。下边，就让我们大家认识一下牙痛吧。

牙痛是指牙齿因各种原因引起的疼痛而言，为口腔疾患中常见的症状之一，可见于现代医学的龋齿、牙髓炎、根尖周围炎和牙本质过敏等。遇冷、热、酸、甜等刺激时牙痛发作或加重，属中医的“牙宣”“骨槽风”范畴。

（1）牙痛不用怕，看清症状巧用法

急性牙痛，症见牙痛剧烈，齿龈红肿。如为风火牙痛，则见发热恶寒，口渴咽干，牙痛遇冷稍减，受热增剧，脉浮数，舌红，苔白而乏津；如为胃火牙痛，牙痛更甚，齿龈可渗血溢脓，腮边红肿，焮热而痛，口渴而臭，便秘尿黄，脉洪数，舌红绛，苔黄而燥。

（2）治疗方法不少见，只有针灸疗效显

针刺：合谷、颊车、下关。治以祛风泻火，通络止痛。手足阳明经穴为主。

配穴：风火牙痛者，加外关、风池； 胃火牙痛者，加内庭、二间；阴虚牙痛者，加太溪、行间。

治法：主穴用泻法，循经远取可左右交叉刺，合谷持续行针1～3分钟。配穴太溪用补法，行间用泻法，余穴均用泻法。

合谷为远端取穴，可疏通阳明经络，并兼有祛风作用，可通络止痛，为治疗牙痛之要穴。颊车、下关为近部选穴，疏通足阳明经气血。

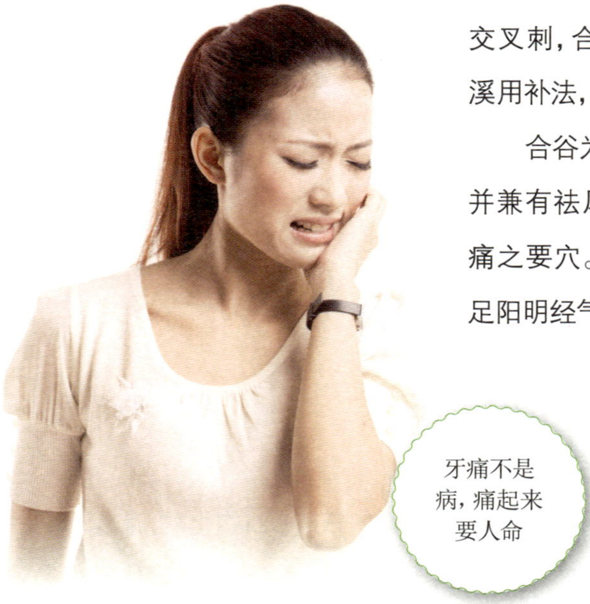

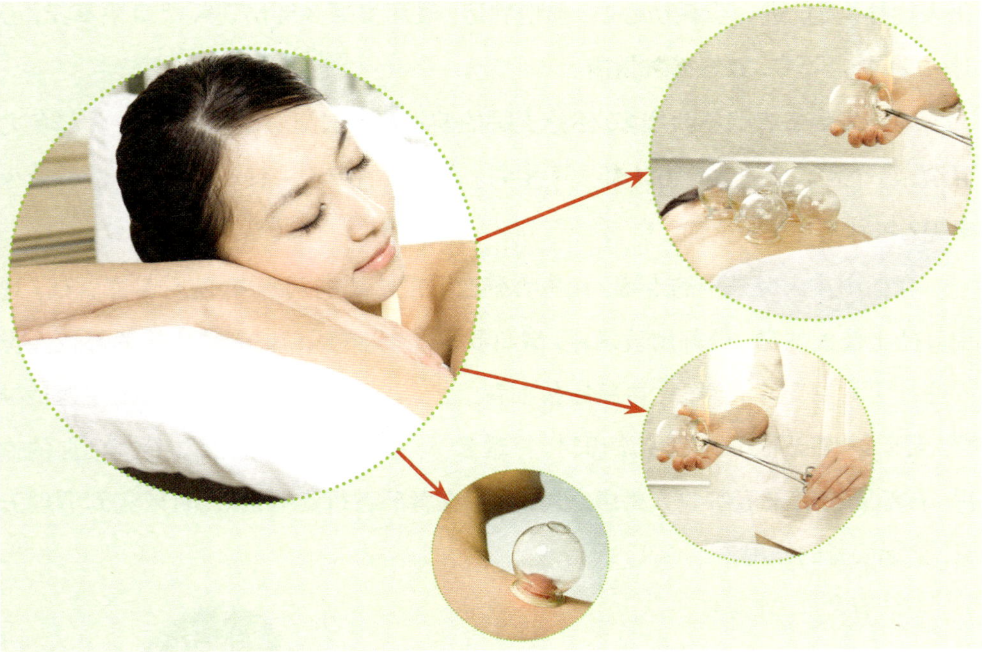

拔罐治疗失眠

失眠药难求，拔罐最为优

“几多烦恼几多愁，失眠痛苦要撞头，心情烦躁床上翻，害怕入睡要等候”。失眠已成为老年人生活的克星，使得老年人痛苦不堪。

失眠，又称为“不寐”“不得眠”“不得卧”“目不瞑”，指经常无法入睡或无法保持睡眠状态，导致睡眠不足。祖国医学又称其为是以经常不能获得正常睡眠为特征的一种病证，为各种原因引起入睡困难、睡眠深度或频度过短、早醒及睡眠时间不足或质量差等。

(1) 要入睡，火罐拔

一般认为失眠病位主要在心，心是人体情志的发生之处和主宰者。心主神志，肝主情志，脾志为思，若情志不舒，思虑过度，不仅影响肝之疏泄，出现肝郁气滞，化火扰神，而且进一步耗伤心血，损伤脾运，最后发展还会出现耗尽真阴真元，心肾失交，神志不宁，致使五脏俱虚。

随着失眠患者的不断增多，治疗失眠的药物与方法，也如繁华的市井一样鱼龙混杂，每个人选择的治疗方法却大不相同。在众多的疗法中有多少人去尝试过拔火罐呢？特别是在失眠之时。

我们用拔火罐法中的走罐。让患者躺在温度舒适的病房中，充分暴露背部。选用口径比较大的罐，最好用玻璃罐，罐口要平滑，先在罐口或者欲拔罐的部位涂上一些凡士林油膏等润滑油，再将罐拔在背上，在背部双侧膀胱经上，上下往返地推移。至所拔皮肤潮红、充血、淤斑时，将罐起下。拔罐具有通经活络、行气活血的作用。背部膀胱经是五脏腧穴寄居之所，我们在背部进行走罐治疗，可以起到调理五脏，交通心肾的作用。

(2) 有食疗，睡得香

失眠者在“药补不如食补”的今天，如果采用得当的食疗方法，除无不良反应外，且有一定的催眠功效。现有食疗方法二个可供选用。

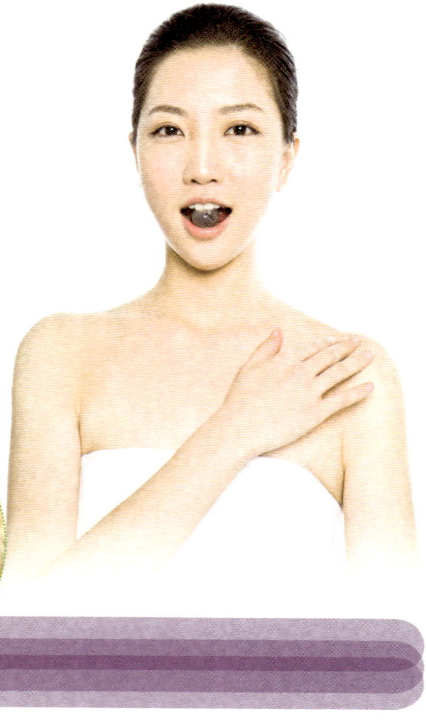

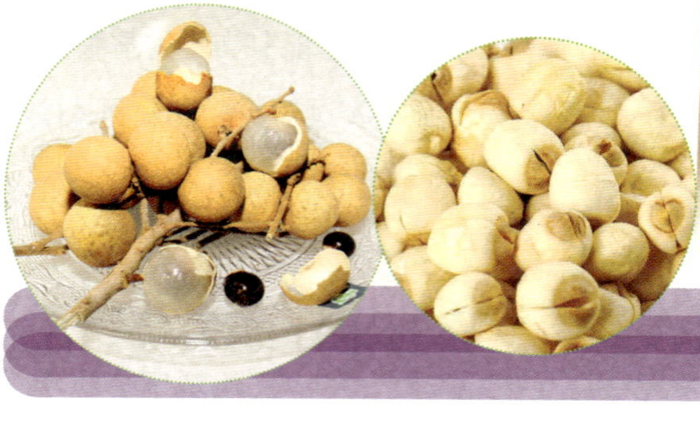

1）猪心枣仁汤：猪心1个，酸枣仁、茯苓各15克，远志5克。把猪心切成两半，洗干净，放入净锅内，然后把洗干净的酸枣仁、茯苓、远志一块放入，加入适量水置火上，用大火烧开后撇去浮沫，移小火炖至猪心熟透后即成。每日1剂，吃心喝汤。此汤有补血(补血产品)养心、益肝宁神之功用。可治心肝血虚引起的心悸不宁、失眠多梦、记忆力减退等症。

2）龙眼莲子羹：龙眼肉20克，莲子30克，藕粉50克。将龙眼肉洗净备用。将莲子洗净，放入砂锅，用温开水浸泡片刻，加适量清水，大火烧开，改用中火煨煮30分钟后加入龙眼肉，改用小火煨煮至莲子酥烂，调入用冷水拌和均匀的藕粉，边调边搅，煨煮成羹即可。龙眼肉补心脾、益气血；莲子可养心补脾。诸味合用，共奏补脾养心、安神之效。适宜心脾两虚型神经衰弱者食用。早晚两次分服。

（3）音乐舒缓能放松

与其他古典音乐比起来，莫扎特的音乐最具有治疗失眠的功效。它可以使血压和脉搏正常，降低神经紧张度。不过如果你不是他的音乐爱好者，睡前也可以听其他舒缓的器乐曲。

最好乐曲里有波浪拍打岸边的声音，海鸥的叫声——它能使你很放松。如果这些都不起作用，那就打开电风扇，单调的嗡嗡声会使你昏昏欲睡。

（4）泉水疗法重安神

温泉浴可起温经通络、调畅气血、祛寒舒筋的作用。“泉虽温而不离其母气，惟下有朱砂者气最正，兼可愈风湿之疾”（《本草纲目·水部》）。朱砂为重镇安神之剂。

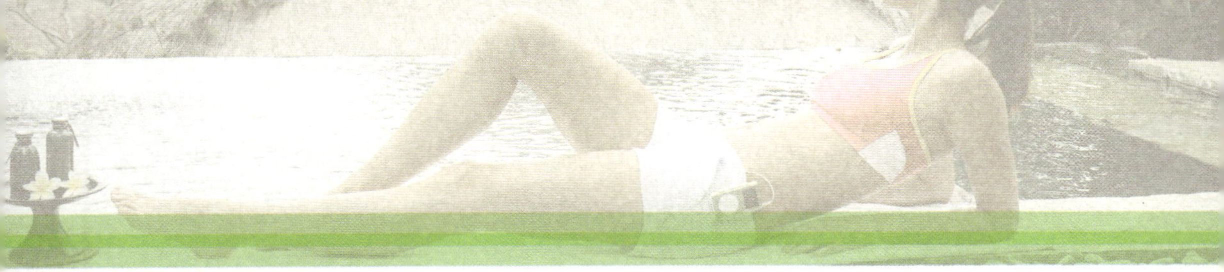

胃痛别小瞧，找准病因难不倒

“小城全跑遍，胃痛仍然见，药片把把吃，很是难间断，天天求神佑，就是不灵验，敢问方在哪，快把痛来抓。”

胃痛又称胃脘痛，是上腹胃脘部经常反复发作性疼痛为主的症状。由于胃脘近心窝处常发生疼痛，所以古人又称的“心痛”、“心下痛”，多指胃痛而言。

胃不适伴随症状繁多，如打嗝、胀气、恶心、呕吐、腹泻、胸闷等，各种症状不同表现不同疾病，如果伴随胸闷烧心、吐酸水、打嗝等症状，可能是食道疾病;假如伴随空腹疼痛、饱胀饿痛、打嗝具酸味、甚至吐血等症状，可能是胃溃疡，但如果打嗝、黄疸、发烧等症状，与胃可能无关，或是胆囊的问题。因此不能忽视胃痛外所伴随的各项症状。

(1)绿色疗法有推拿

1)按揉背腰镇痛法：在单掌推背部膀胱经路线的基础上，叠掌揉，双掌根或双拇指交替按压膈腧至三焦腧一段膀胱经内侧线，注意局部重点取穴。

2)晃拨腧穴行气法：单掌根着力，依靠腕关节作手掌晃动动作，带动掌根晃拨，分别刺激肝、脾、胃、三焦腧等穴，手下压力要适度，晃拨频率均匀。

3)提拿捏脊健运法：双手拇指、食指沿督脉路线自上而下反复提拿(大椎穴至命门穴一段)，施术捏脊法自下而上10次。

4)捏拿背腰肌理气法：在肩胛内移的基础上，拇指、食指捏拿骶棘肌上段(肩胛间区段，轻拿轻放)，亦可加用中指作捻转动作。

5)搓擦胃腧温中法：单掌根或小鱼际肌快搓两侧胃腧穴，搓后缓缓揉动，使热感渗透。

6)推揉腹部和中法：两拇指开三门、运三脘，单掌或双掌于左肋部快速推抚，称之推胃法；掌推腹部任脉路线；掌根轮状顺时针推脘腹；叠掌揉上腹部，以左上腹为主。

7）擦摩上腹散寒法：用单掌反复擦上腹部，频率要快以温热为度；改用掌摩以上部位。

8）按揉腹部消积法：双拇指交替按压腹部任脉及两侧胃经路线，双掌重叠自上而下揉以上部位；双掌扣脐轮状揉腹部。

9）拿揉抖颤导滞法：在两掌波形揉脘腹的基础上，多指捏拿腹肌作抖颤动作。

10）按揉阳明清热法：用拇指或小鱼际肌分别揉。

（2）治疗胃寒食三法

1）鲜姜、白糖治胃寒痛：鲜姜500克（细末），白糖250克，腌在一起；每日3次，饭前吃，每次吃1勺（普通汤匙）；坚持吃一星期，一般都能见效；如没彻底好，再继续吃，直至好为止。

2）白酒烧鸡蛋治胃寒：二锅头白酒50克，倒在茶盅里，打1个鸡蛋，把酒点燃，酒烧干了鸡蛋也熟了，早晨空胃吃。轻者吃一两次可愈。注意鸡蛋不加任何调料。

3）吃苹果可缓解胃酸：有的人在冬末春初，遇阴冷天或饮食不当，常泛胃酸，很难受。如果此时吃一个或半个大苹果，胃很快就舒服了。

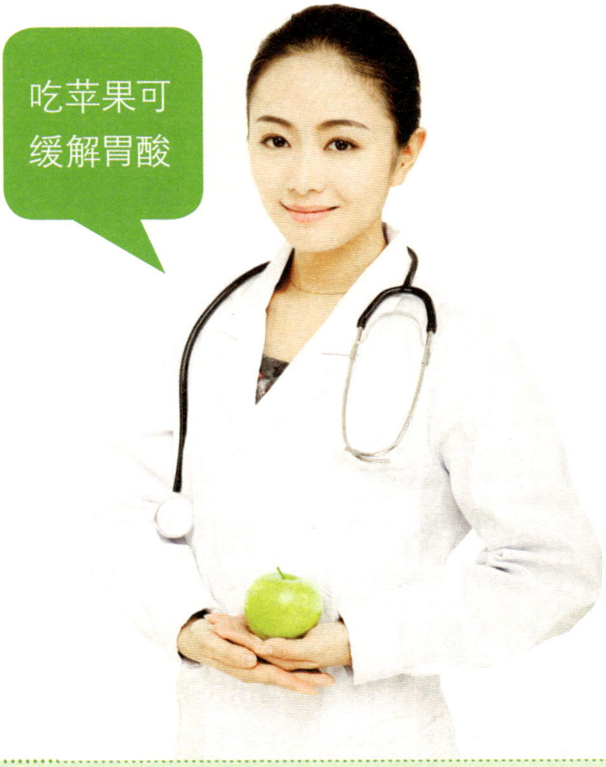

面神经麻痹不用愁

“口眼歪斜难露容、惹得心里愁啊愁，求求大夫救救脸，我呀把你记心头。”好多患者在甜美的睡梦中醒来时发现自己的嘴歪了，抬头纹没有了，鼻唇沟的皱纹也没有了，吃饭时嘴里塞了一些饭，怎么也弄不出来。第二天医院就诊后才知自己得了面神经麻痹。

面神经麻痹，又称为“面瘫”、“口眼歪斜”，为临床常见的神经系统疾患，是以颜面表情肌群的运动功能障碍为主要特征的一种临床常见病，它主要表现为一侧面颊动作不灵、嘴巴歪斜。病侧面部表情肌完全瘫痪者，前额皱纹消失、眼裂扩大、鼻唇沟平坦、口角下垂，露齿时口角向健侧偏歪。病侧不能作皱额、蹙眉、闭目、鼓气和噘嘴等动作。鼓腮和吹口哨时，因患侧口唇不能闭紧而漏气。进食时，食物残渣常滞留于病侧的齿颊间隙内，并常有口水自该侧淌下。由于泪点随下睑内翻，使泪液不能按正常引流而外溢。

（1）面瘫给你愁，针刺解你忧

给你讲治则：祛风散寒，通经活络。

我为你选穴：太阳、阳白、地仓透颊车、翳风、合谷。

细讲解：面瘫是风中经络，气血痹阻，经络失养所致。取太阳、阳白、地仓、颊车、合谷疏调局部经气，温经散寒，濡润肌肉；翳风疏散风寒；合谷循经远取。

（2）针刺加艾灸

针刺：下关、合谷、颊车、牵正。

配穴：地仓、颧髎、太阳、四白、迎香、阳白、水沟、承浆、牵正。

治法：主穴必取，酌加配穴3～4穴，交替轮用。下关穴取患侧，以28号毫针深刺得气后，针柄上置一3厘米长之艾条段，距皮肤3厘米左右，点燃灸灼，以患者感温热为度，待艾段燃尽出针。备用穴采用针刺或透刺之法。第一疗程每日1次，共针10次，停针3～5天，继续下一疗程，改为隔日1次。

(3)面部也能有火罐

在患者面部患侧涂上一定的润滑剂，用火罐由承浆穴走至太阳，由迎香穴走至太阳，反复数次，以面部微红为度。两日1次。

骨质疏松引腰痛，多种治疗勤锻炼

“骨质疏松老年见，细心呵护多锻炼，餐中食物调补身，勿等疼痛才去看”。

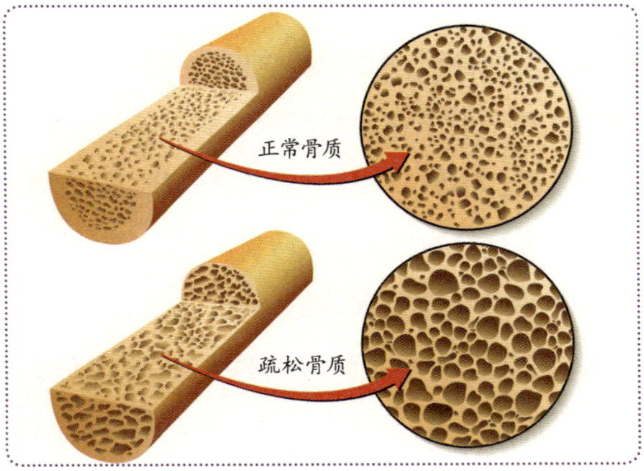

骨质疏松是多种原因引起的一组骨病，骨组织有正常的钙化，钙盐与基质呈正常比例，以单位体积内骨组织量减少为特点的代谢性骨病变。在多数骨质疏松中，骨组织的减少主要由于骨质吸收增多所致。

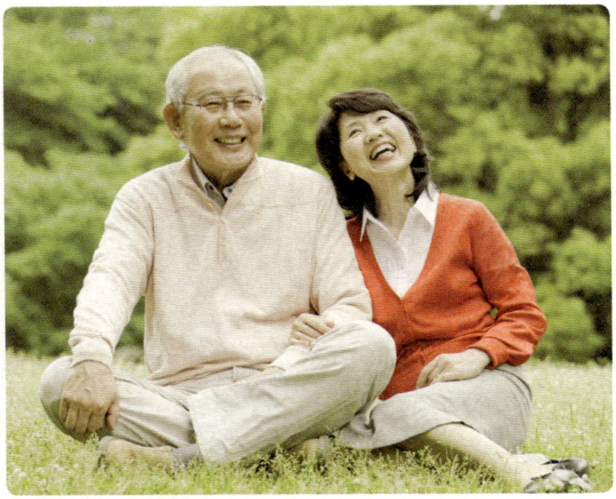

(1)骨质疏松的主要症状

发病多缓慢，以骨骼疼痛、易于骨折为特征，生化检查基本正常。

1)疼痛：原发性骨质疏松症最常见的症状，以腰背痛多见，疼痛沿脊柱向两侧扩散，仰卧或坐位时疼痛减轻，直立时后伸或久立、久坐时疼痛加剧，日间疼痛轻，夜间和清晨醒来时加重，弯腰、肌肉运动、咳嗽、大便用力时加重。

2）身长缩短、驼背：多在疼痛后出现。脊椎椎体前部几乎多为松质骨组成，而且此部位是身体的支柱，负重量大，容易压缩变形，使脊椎前倾，背曲加剧，形成驼背，随着年龄增长，骨质疏松加重，驼背曲度加大，致使膝关节挛拘显著。

3）骨折。

（2）骨质疏松如何防

1）控制饮食结构，避免酸性物质摄入过量，加剧酸性体质。大多数的蔬菜水果都属于碱性食物，而大多数的肉类、谷物、糖、酒、鱼虾等类食物都属于酸性食物，健康人每天的酸性食物和碱性食物的摄入比例应遵守1:4的比例。植物有机活性碱，能迅速排除人体体液偏酸性物质，能维持血液中钙浓度的稳定，保持人体弱碱性环境是预防和缓解骨质疏松。

2）吸烟会影响骨峰的形成，过量饮酒不利于骨骼的新陈代谢 ，喝浓咖啡能增加尿钙排泄、影响身体对钙的吸收，摄取过多的盐以及蛋白质过量亦会增加钙流失。日常生活中应该避免形成上述不良习惯。

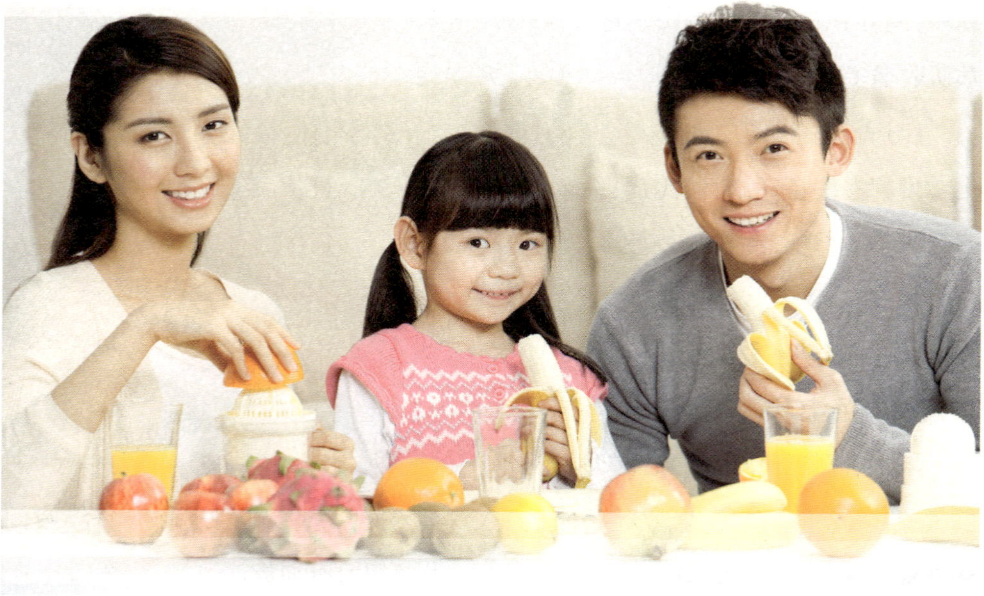

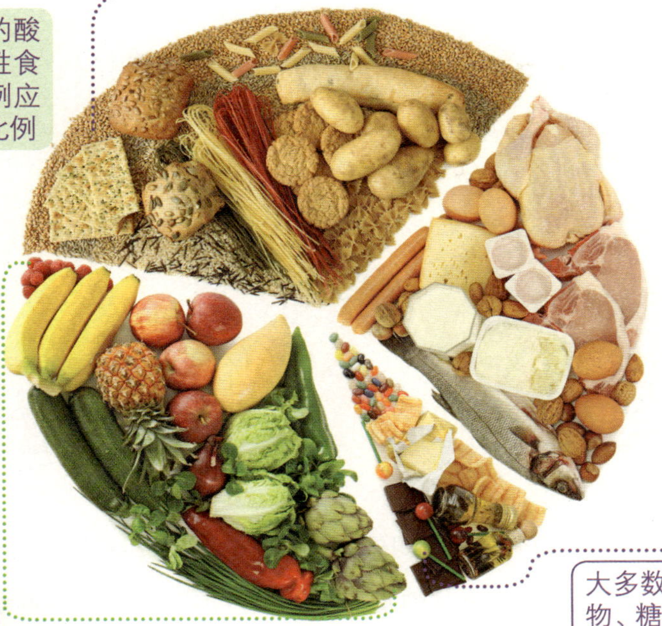

3）运动可促进人体的新陈代谢。进行户外运动以及接受适量的日光照射，都有利于钙的吸收。运动中肌肉收缩、直接作用于骨骼的牵拉，会有助于增加骨密度。因此，适当运动对预防骨质疏松亦是有益处的。

4）防止缺钙还必须养成良好的生活习惯，避免酸性物质摄入过量，加剧酸性体质。如彻夜唱卡拉OK、打麻将、夜不归宿等生活无规律，都会加重体质酸化。应当养成良好的生活习惯，从而保持弱碱性体质，预防骨质疏松症的发生。

5）不要食用被污染的食物，如被污染的水、农作物、家禽鱼蛋等，要吃一些绿色有机食品，要防止病从口入。

6）保持良好的心情，不要有过大的心理压力，压力过重会导致酸性物质的沉积，影响代谢的正常进行。适当地调节心情和自身压力可以保持弱碱性体质，从而预防骨质疏松的发生。

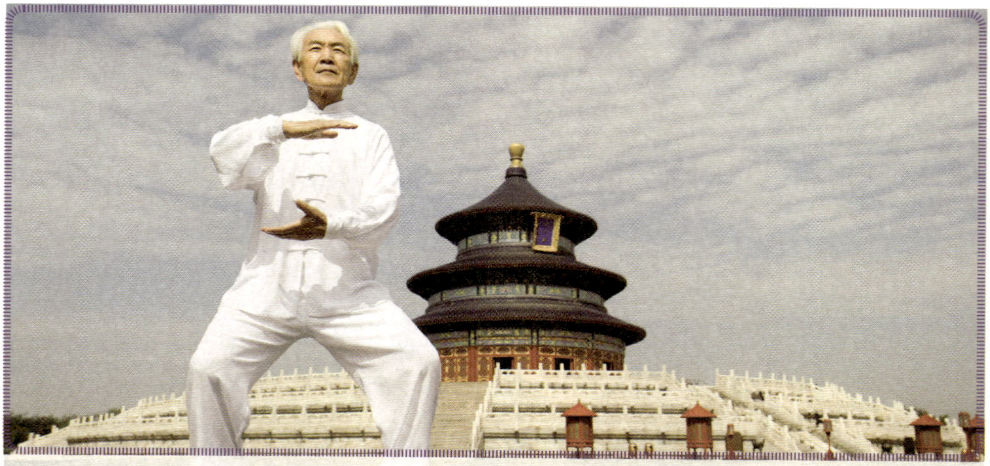

(3)运动处方用得上

运动可以促进新陈代谢和全身的血液循环，增强骨组织对所需营养，尤其是对钙质的吸收，从而有效提高骨质的硬度和韧性。老同志在进行体育锻炼时一定要注意循序渐进、持之以恒，盲目进行剧烈运动有可能会伤害身体，甚至引起骨折。

1）太极拳运动功："金鸡独立"桩功：自然站立，呼吸均匀，全身放松，两臂伸于胸前，好似抱球，然后提起一只脚，放于另一只腿上，支撑地面的腿微屈，使身体的全部重量落在这条腿上。也可靠着墙壁做这个动作，站不稳时就扶着墙壁继续站。感到有些累的时候就休息一会儿或者活动一下，然后以同样的方式换另外一只脚继续进行单腿站立锻炼。

2）混元桩功：迈开左腿，宽度与肩相等，自然呼吸，双腿微屈，两臂伸于胸前，好似抱球，双眼微闭，意守丹田。第一次站立时先由5分钟起，以后可以逐渐增加。

(4)日常食疗不小瞧

1）黄豆猪骨汤：鲜猪骨250克、黄豆100克。

制法：黄豆提前用水泡6~8小时；将鲜猪骨洗净，切断，置水中烧开，去除血污；然后将猪骨放入砂锅内，加生姜20克、黄酒200克，食盐适量，加水1000毫升，经煮沸后，用文火煮至骨烂，放入黄豆继续煮至豆烂，即可食用。每日1次，每次200毫升，每周1剂。

功效：鲜猪骨含天然钙质、骨胶原等，对骨骼生长有补充作用。黄豆含黄酮苷、钙、铁、磷等，有促进骨骼生长和补充骨中所需的营养。此汤有较好的预防骨骼老化、骨质疏松作用。

2）桑葚牛骨汤：桑葚25克，牛骨250~500克。

制法：将桑葚洗净，加酒、糖少许蒸制。另将牛骨置锅中，水煮，开锅后撇去浮沫，加姜、葱再煮。见牛骨发白时，表明牛骨的钙、磷、骨胶等已溶解到汤中，随即捞出牛骨，加入已蒸制的桑葚，开锅后再去浮沫，调味后即可饮用。

功效：桑葚补肝益肾；牛骨含有丰富钙质和胶原蛋白，能促进骨骼生长。此汤能滋阴补血、益肾强筋，尤其适用于骨质疏松症、更年期综合征等。

慢性腰肌劳损缠于身，运动针灸来防身

“工作不同了，痛往腰上找。老腰不能弯，医也没有招，听说推拿行，我呀医院跑”。

慢性腰肌劳损是由于外力经常反复地牵拉或挤压，使腰部的肌肉、韧带、筋膜、椎间盘乃至椎骨发生组织结构、理化性能的微细病变，积久成疾而出现腰痛及运动障碍，又称功能性腰痛。

（1）腰痛主要症状

1）腰部疼痛：长期反复发作的腰背部疼痛，呈钝性胀痛或酸痛不适，时轻时重，迁延难愈。休息、适当活动或经常改变体位姿势可使症状减轻。劳累、阴雨天气、受风寒湿影响则症状加重。

2）腰部活动：腰部活动基本正常，一般无明显障碍，但有时有牵掣不适感。不耐久坐久站，不能胜任弯腰工作。弯腰稍久，便直腰困难。常喜双手捶击，以减轻疼痛。

3）急性发作时，诸症明显加重，可有明显的肌痉挛，甚至出现腰脊柱侧弯，下肢牵掣作痛等症状。

(2) 推拿治疗放松腰

未推拿先点穴：肾腧、腰阳关、大肠腧、八髎、秩边、委中、承山。

选用手法做准备：按揉、点压、弹拨、擦、拍击、扳法等。

操作方法：

1）准备手法：患者俯卧位，医者先用柔和的掌根按揉法沿两侧足太阳膀胱经从上向下施术5~6遍。

2）治疗手法：用掌根在痛点周围按揉1~2分钟；医者以双手拇指依次点揉两侧三焦腧、肾腧、气海腧、大肠腧、关元腧、志室、秩边等穴位，约4分钟，以酸胀为度；并用双手拇指弹拨痉挛的肌索10次；然后，患者侧卧位，施腰椎斜扳法，左右各1次。

3）结束手法：用掌擦法直擦腰背两侧膀胱经，横擦腰骶部，以透热为度；并用桑枝棒拍击腰骶部，约2分钟，结束治疗。

(3) 手部按摩治疗

手部按摩对腰背部的软组织劳损有良好的治疗效果。手部按摩既可以补益肝肾、疏利筋骨、通络止痛，还能增强机体的免疫功能，促进本病的康复。

(4) 功能锻炼好方法

慢性腰肌劳损往往是多种因素造成的。例如，长时间的体力劳动或运动，可因腰部负荷过重而造成腰肌的损伤。长期缺乏体育锻炼的胖子，站立时重心前移，也很容易引起腰部韧带、肌肉的劳损。腰部长时间遭受风寒，也可以引起慢性腰背部僵硬、疼痛。急性损伤处理不当或治疗不彻底，也会发展成慢性腰肌劳损。劳累后加重是慢性腰肌劳损的特点，下面介绍几种效果可靠又简便易行的康复锻炼方法：

1）腰部前屈后伸运动：两足分开与肩同宽站立，两手叉腰，作好预备姿势。然后做腰部充分前屈和后伸各四次，运动时要尽量使腰部肌肉放松。

2）腰部回旋运动：姿势同前。腰部作顺时针及逆时针方向旋转各一次，然后由慢到快，由大到小，顺、逆交替回旋各八次。

3）“拱桥式”：仰卧床上，双腿屈曲，以双足、双肘和后头部为支点（五点支撑），用力将臀部抬高，如拱桥状，随着锻炼的进展，可将双臂放于胸前，仅以双足和头后部为支点进行练习。反复锻炼20～40次。

4）“飞燕式”：俯卧床上，双臂放于身体两侧，双腿伸直，然后将头、上肢和下肢同时用力向上抬起，不要使肘和膝关节屈曲，要始终保持伸直，如飞燕状。反复锻炼 20～40次。

以上方法于睡前和晨起各做一次。

得了退行性膝关节炎，依然轻松上楼梯

“上楼梯，有些难，退行病变关节炎，中老年，最常见，不知好办不好办”。

退行性膝关节炎又称增生性膝关节炎、肥大性关节炎、老年性关节炎。退行性膝关节炎是由于膝关节的退行性改变和慢性积累性关节磨损而造成的，以膝部关节软骨变性、关节软骨面反应性增生、骨刺形成为主要病理表现。临床上以中老年人发病多见，特别是50～60岁的老年人，女性多于男性。

按摩治疗：

1）治疗原则：舒筋通络，活血止痛，滑利关节。

2）取穴及部位：内外膝眼、梁丘、血海、阴陵泉、阳陵泉、犊鼻、足三里、委中、承山、太溪及患膝髌周部位。

3）主要手法：擦法、按揉法、弹拨法、摇法等。

4）操作方法：①患者仰卧位，医者先以点法点按以上穴位，后以擦法、按揉法、拿捏法作用于大腿股四头肌及膝髌周围，直至局部发热为度。②患者仍仰卧位，医者站在患膝外侧，用双拇指将髌骨向内推挤，同时垂直按压髌骨边缘压痛

点，力量由轻逐渐加重。后用单手掌根部按揉髌骨下缘，反复多次。③医者作膝关节摇法，同时配合膝关节屈伸、内旋、外旋的被动活动，最后在膝关节周围行擦法。④患者俯卧位，医者施法于大腿后侧、腘窝及小腿一侧约5分钟，重点应在腘窝部委中穴。

类风湿性关节炎需早治，不要成了天鹅颈

“天气冷啊天气变，关节疼痛就要犯，衣服穿得多，寒冷照样见。”

一种多发性炎症性对称性关节炎，是慢性全身性自身免疫性疾病。发病部位主要表现在手、足等一些小关节部位，如不积极治疗最终会发展成关节活动障碍。

(1) 主要症状

1) 关节晨僵至少一个小时。

2) 至少一个关节活动时疼痛或有压痛。

3) 在众多关节中至少有两个关节肿胀。

4) 手关节软组织肿胀（腕关节、指间关节等）。

5) 对称性关节肿胀，同时侵犯机体两侧的同一个关节，远侧指间关节的累及不能满足此项标准。

6) 骨隆起部或关节附近伸侧的皮下结节。

7) 腕关节和手关节X线改变，骨质疏松存在。

8) 类风湿因子阳性。

(2) 多种疗法赶风湿

艾灸疗法：灸能起到温经散寒、扶阳固脱、消瘀散结的作用。选取足三里、阳陵泉、关元等穴上灸30分钟左右，以提高人体正气，增强免疫力，进而祛邪外出。而后在关节疼痛处艾灸约20分钟，15天为一个疗程。

泉水疗法：用矿泉浴、盐水浴等治疗，急性期时全身慎用，以免造成身体其他部

位的不适。

冷疗法：主要用于急性炎症期，有镇痛、促进血液循环，减少渗出、消炎的作用

热疗法：热敷法、烤灯，针对疼痛部位进行直接治疗。

传统运动：经过一段时期的治疗后，可进行太极拳或者八段锦的练习，“动则不衰”，以达到形神兼备，脏腑协调，百脉疏通，气血周流全身。

（3）平日注意多预防

1）加强锻炼，增强身体素质：经常参加体育锻炼，如保健体操、练气功、太极拳、做广播体操、散步等，大有好处。凡坚持体育锻炼的人，身体就强壮，抗病能力强，很少患病，其抗御风寒湿邪侵袭的能力比一般没经过体育锻炼者强得多。

2）避免风寒湿邪侵袭：要防止受寒、淋雨和受潮，关节处要注意保暖，不穿湿衣、湿鞋、湿袜等。夏季暑热，不要贪凉受露，暴饮冷饮等。秋季气候干燥，但秋风送爽，天气转凉，要防止受风寒侵袭。冬季寒风刺骨，注意保暖是最重要的。

3）注意劳逸结合：饮食有节、起居有常，劳逸结合是强身保健的主要措施。临床上，有些类风湿性关节炎患者的病情虽然基本控制，处于疾病恢复期，往往由于劳累而重新加重或复发，所以要劳逸结合，活动与休息要适度。

眩晕头痛高血压，合理治疗顶呱呱

“人啊累死累活这么多年，该高的工资不高，不该高的血压到高了不少。愁啊，你说这该怎么治啊”。

高血压是指在静息状态下动脉收缩压和/或舒张压增高（≥18.62/11.97千帕，140/90毫米汞柱），常伴有脂肪和糖类代谢失常以及心、脑、肾和视网膜等器官功能性或器质性改变，以器官重塑为特征的全身性疾病。休息5分钟以上，2次以上非同日测得的血压≥18.62/11.97千帕（140/90毫米汞柱）可以诊断为高血压。

临床上很多高血压患者，特别是肥胖型常伴有糖尿病，而糖尿病也较多的伴有

高血压，因此将两者称之同源性疾病。糖尿病患者由于血糖增高，血黏稠度增加，血管壁受损，血管阻力增加，易引起高血压。由此可知高血压与糖尿病都与高血脂有关，因此防治高血压病与糖尿病都应该同时降血压、调节血脂。

（1）运动疗法

运动对高血压的重要性："年轻时，用健康换取金钱，年老时，用运动换取健康。"运动除了可以促进血液循环，降低胆固醇的生成外，并能增强肌肉、骨骼与关节僵硬的发生。运动能增加食欲，促进肠胃蠕动、预防便秘、改善睡眠。有持续运动的习惯：最好是做到有氧运动，才会有帮助。有氧运动同减肥一样可以降低血压，如散步、慢跑、太极拳、骑自行车和游泳都是有氧运动。

（2）心理平衡

高血压患者的心理表现是紧张、易怒、情绪不稳，这些又都是使血压升高的诱因。患者可通过改变自己的行为方式，培养对自然环境和社会的良好适应能力，避免情绪激动及过度紧张、焦虑，遇事要冷静、沉着；当有较大的精神压力时应设法释放，向朋友、亲人倾吐或鼓励参加轻松愉快的业余活动，将精神倾注于音乐或寄情于花卉之中，使自己生活在最佳境界中，从而维持稳定的血压。

（3）自然疗法

据明朝李时珍《本草纲目》第九卷记载"石膏亦称细理石，又名寒水石，其性大寒，主治中风寒热，有解肌发汗，除口干舌焦，头痛牙疼等功能，及祛瘟解热之良药"。据中医理论及民间使用证明：高血压属热症，石膏性大寒，用石膏枕头，以寒克热，能自然调节脑神经，使脑血管正常工作，可有效地控制血压升高，长期坚持使用，能将血压逐步降低至正常水平。

（4）茶疗法

高血压是中老年人的一种常见病，患者除了应坚持药物治疗外，经常用中药泡茶饮用也能起到很好的辅助治疗作用。

1）菊花茶：所用的菊花应为甘菊，其味不苦，尤以苏杭一带所生的大白菊或小白菊最佳，每次用3克左右泡茶饮用，每日三次。也可用菊花加金银花、甘草同煎代茶饮用，有平肝明目、清热解毒之特效。对高血压、动脉硬化患者有显著疗效。

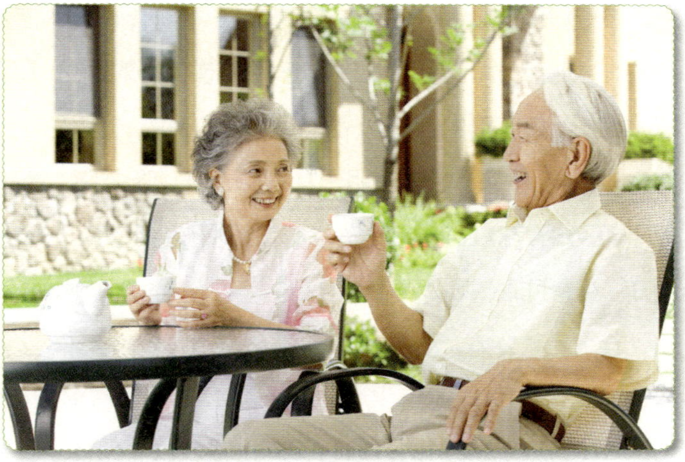

2）山楂茶：山楂所含的成分可以助消化、扩张血管、降低血糖、降低血压。经常饮用山楂茶，对于治疗高血压具有明显的辅助疗效。其饮用方法为，每天数次用鲜嫩山楂果1~2枚泡茶饮用。

3）荷叶茶：中医实践表明，荷叶的浸剂和煎剂具有扩张血管，清热解暑及降血压之效。同时，荷叶还是减脂去肥之良药。治疗高血压的饮用方法是：用鲜荷叶半张洗净切碎，加适量的水，煮沸放凉后代茶饮用。

4）槐花茶：将槐树生长的花蕾摘下晾干后，用开水浸泡后当茶饮用，每天饮用数次，对高血压患者具有独特的治疗效果。同时，槐花还有收缩血管、止血等功效。

5）首乌茶：首乌具有降血脂，减少血栓形成之功效。血脂增高者，常饮用首乌茶疗效十分明显。其制作方法为取制首乌20~30克，加水煎煮30分钟后，待温凉后当茶饮用，每天一剂。

6）葛根茶：葛根具有改善脑部血液循环之效，对因高血压引起的头痛、眩晕、耳鸣及腰酸腿痛等症状有较好的缓解功效。经常饮用葛根茶对治疗高血压具有明显的作用，其制作方法为将葛根洗净切成薄片，每天30克，加水煮沸后当茶饮用。

7）莲子芯茶：所谓莲子芯是指莲子中间青绿色的胚芽，其味极苦，但具有极好的降压去脂之效。用莲心12克，开水冲泡后代茶饮用，每天早晚各饮一次，除了能降低血压外，还有清热、安神、强心之特效。

8）决明子茶：中药决明子具有降血压、降血脂、清肝明目等功效。经常饮用决明子茶可治疗高血压。用15～20克决明子泡水，每天数次代茶饮用，不失为治疗高血压、头晕目眩、视物不清之妙品。

（5）运动处方

1）运动的目的

①调整大脑皮层的兴奋与抑制过程及改善机体主要系统的神经调节功能。

②降低毛细血管、微动脉及小动脉的张力，调节血液循环，降低血压。

③降低血液黏度，提高血液流变性，改善微循环，增强物质代谢的氧化还原和组织内的营养过程。

④发展机体和血液循环的代尝机能，改善和恢复患者的一般全身状况。

⑤减轻应激反应，稳定情绪，抑制心身紧张，消除焦虑状态。

2）运动的种类与方法：高血压病的运动类型选择要以有氧代谢运动为原则。要避免在运动中做推、拉、举之类的静力性力量练习或憋气练习。应该选择那些有全身性的、有节奏的、容易放松、便于全面监视的项目。有条件的可利用活动跑道、自行车功率计等进行运动。较适合高血压病康复体育的运动种类和方法有太极拳、医疗体操、步行、有氧舞蹈、游泳、娱乐性球类、郊游、垂钓等。

①太极拳：由于太极拳动作柔和，肌肉放松且多为大幅度活动，思绪宁静从而有助于降低血压。高血压患者练完一套简化太极拳后，收缩压可下降1.3～2.7千帕（10～20毫米汞柱），长期练习太极拳的老人安静时收缩压的平均值约比同年龄组老人低2.7千帕左右。高血压患者打太极拳时最重要的是注意一个“松”字，肌肉放松能反射性地引起血管“放松”，从而促使血压下降。此外，打太极拳时要用意念引

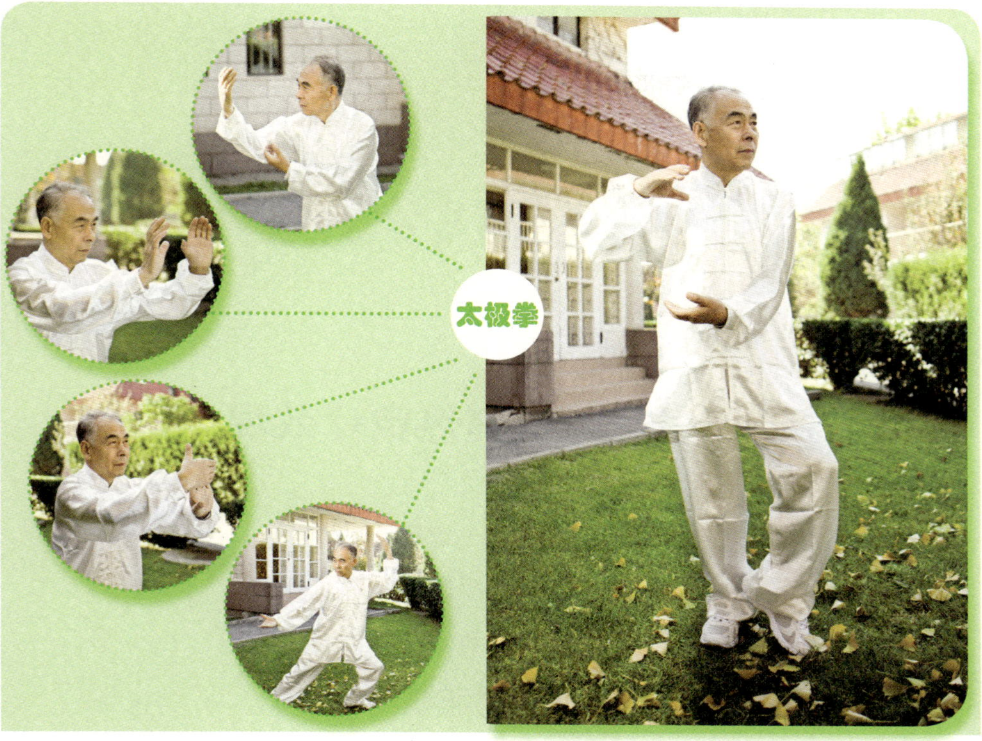

导动作，使思想高度集中，心境守静，这有助于消除高血压患者的紧张、激动、神经敏感等症状。

②步行：步行可按70～90步每分钟开始，即每小时步行3～4千米的速度，持续10分钟。主要适用于无运动习惯的高血压病患者作为一种适应性锻炼过程。以后可逐渐加快步速或在坡地上行走。国内应用医疗步行（平地行走加上下小山坡）治疗高血压取得较好疗效。

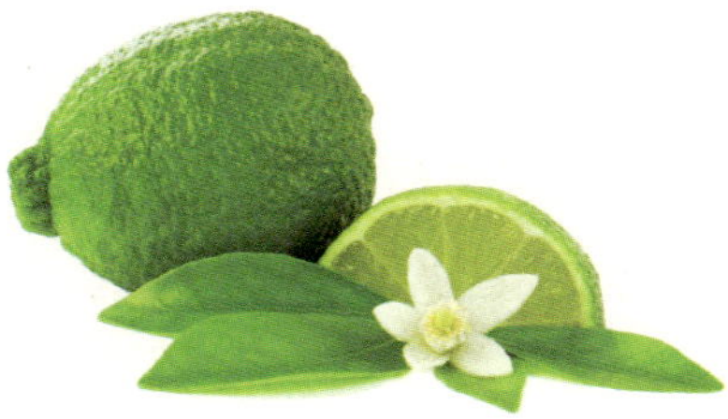

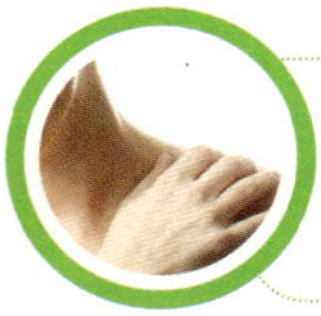

外科疾病

落枕青年最多见，针刺热敷疗效现

“梦中的一切都是那么的美丽，仿佛云中飘，似若花海游，梦醒时分却发现自己的脖子不能动了，难以转颈。”

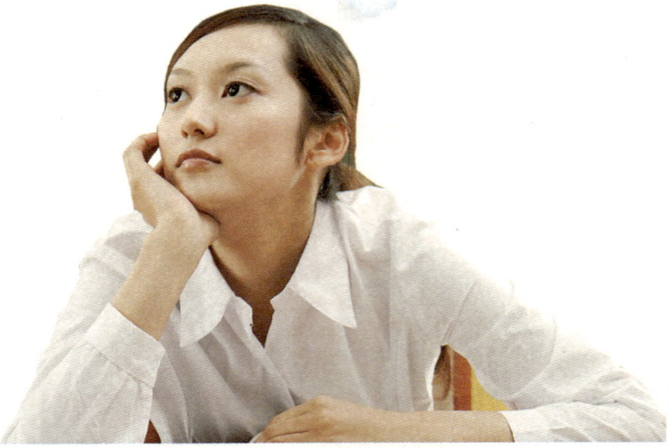

落枕或称“失枕”，是一种常见病，好发于青壮年，以冬春季多见。落枕的常见发病经过是入睡前并无任何症状，晨起后却感到项背部明显酸痛，颈部活动受限。

落枕的临床表现为晨起突感颈后部，上背部疼痛不适，以一侧为多，

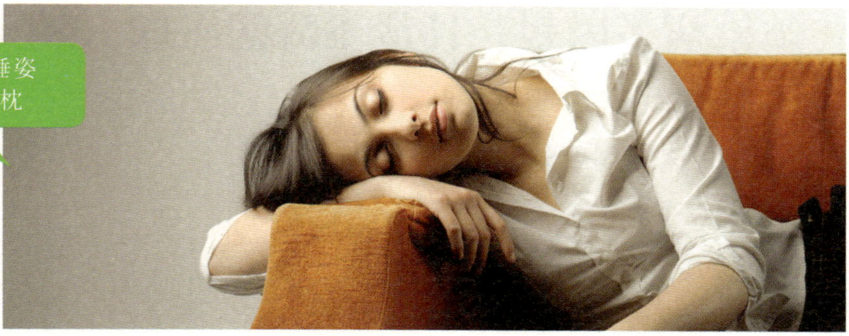

或有两侧俱痛者，或一侧重，一侧轻。多数患者可回想到昨夜睡眠位置欠佳，检查时颈部肌肉有触痛，由于疼痛，使颈项活动欠利，不能自由旋转，严重者俯仰也有困难，甚至头部强直于异常位置，使头偏向病侧。检查时颈部肌肉有触痛、浅层肌肉有痉挛、僵硬，摸起来有“条索感”。

推拿疗法：医者立落枕者身后，用一指轻按颈部，找出最痛点，然后用一拇指从该侧颈上方开始，直到肩背部为止，依次按摩，对最痛点用力按摩，直至感明显酸胀即表示力量已够，如此反复按摩2~3遍，再以空心拳轻叩按摩过的部位，重复2~3遍。重复上述按摩与轻叩，可迅速使痉挛的颈肌松弛而止痛。

热疗法：采用热水袋、热毛巾及红外线灯泡照射均可起到止痛作用。必须注意防止烫伤。

牵引疗法：对于落枕后是否用牵引疗法，则有不同的观点。有人认为，可以像颈椎病一样采用颌枕托牵引，且重量可适当加重，常用重量为4~7千克，牵引时间为20~30分钟。但也有人认为，落枕后牵引不仅无效，反而使疼痛加剧。在与颈椎病颈型作鉴别诊断时，若两手稍用力将患者头颈部向上牵引时，颈型颈椎病症状可消失或缓解，而落枕者则疼痛加剧。一般认为，因为落枕后肌肉处于痉挛状态，所以牵引时的重量大小尤其要讲究，过轻往住效果差，过重又易加重损伤。因此，可用其他方法进行治疗。当然，是否使用牵引疗法，也可以在临床工作中进行探讨、研究。有些医院应用牵引疗法治疗落枕已积累了不少经验。根据实践，也可使用牵引疗法。

颈椎病多因起，日常生活就注意

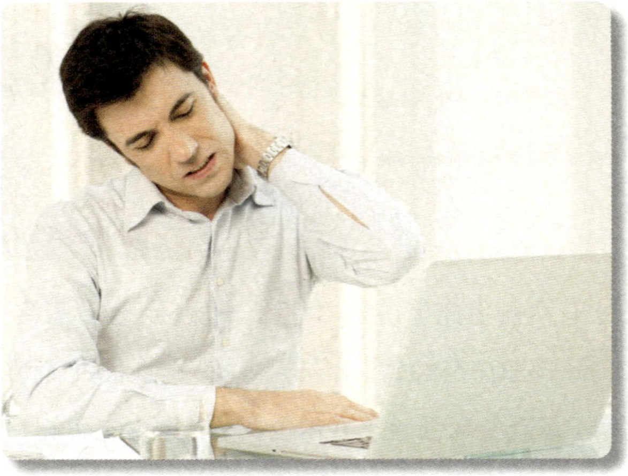

颈椎病是由于颈椎长期劳损、骨质增生，或椎间盘脱出、韧带增厚，致使颈椎脊髓、神经根或椎动脉受压，出现一系列功能障碍的临床综合征。此病以往好发于中老年人，随着疾病谱的改变，颈椎病已发于青少年中。

根据症型的不同症状也有差别：

(1) 颈型颈椎病

主要表现为反复落枕，颈部酸困、发紧、僵硬、疼痛、活动受限制

(2) 神经根型颈椎病

表现为颈部酸楚不适、后背部疼痛。常伴有上肢麻木和感觉障碍；可有上肢和肌肉萎缩。肱二头肌和肱三头肌腱反射异常。由于神经受累部位可能以脊神经前根或后根为主或位于脊神经汇合处，故临床表现上可以运动受累或感觉受累为主，或运动和感觉均受累，从而呈现出明显的个体差异。

(3) 脊髓型

主要表现为一侧或者双侧下肢发麻无力，抬步沉重，步态笨拙，行走困难。一侧或双侧上肢也可能会出现麻木无力，特别是手提重物时易在手中坠落。

(4) 椎动脉型

此型主要表现为头痛、头晕。特别是转动头部时易出现眩晕，重者可出现恶心、呕吐。也可在瞬间出现晕倒。还时常伴有耳鸣、视物不清等表现。

(5)交感神经型

此症状可出现头痛、头晕、眩晕、视物模糊，眼球胀痛，心跳加速、心前区疼痛，亦可出现血压的上下浮动。

(6)混合型

此型具有两型或者两型以上的临床表现。

1)热疗法：红外线、中药热敷均可应用。

2)推拿疗法：推拿可以改善颈部血液循环、松解粘连，通过手法以起到舒筋活血，理筋整复的作用。

3)针灸：以解除肌肉和血管的痉挛，改善局部血液循环，防止肌肉萎缩，促进功能恢复。

4)传统运动疗法：八段锦中的动作对于颈椎病的功能恢复有重要的作用，比如双手托天理三焦，做此动作时头部上扬，使得颈椎后部肌肉得以放松。

颈椎牵引：以解除颈部肌肉痉挛，使颈部肌张力放松，从而恢复颈椎椎间关节的正常曲线为主要作用。主要运用于神经根型颈椎病，对于颈椎间盘脱出、硬膜囊受压者也适用。

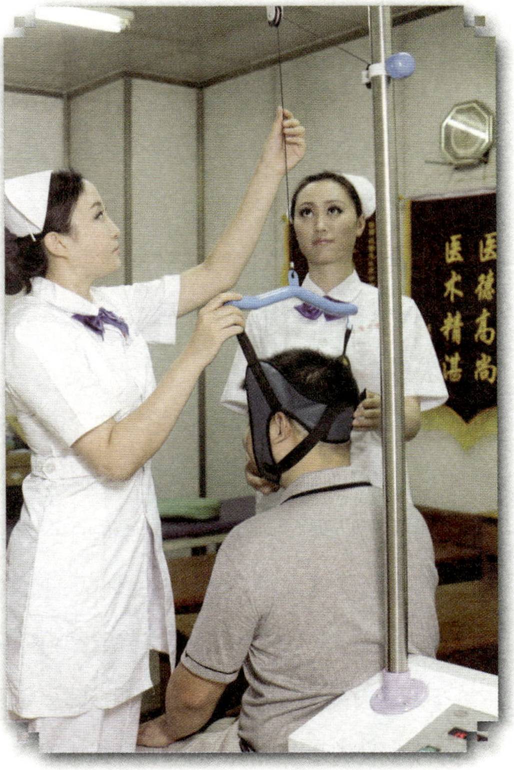

甩起胳膊画起圈，自己梳头不再难

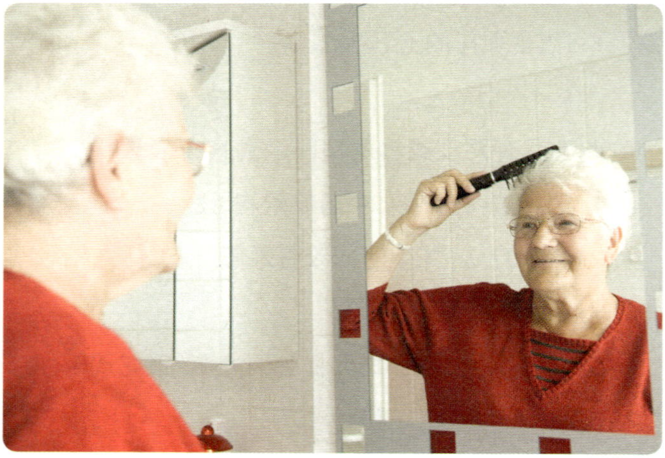

肩周炎，又称“五十肩”“露风肩”，是以肩关节周围疼痛和活动受限为主要症状的常见病症。本病的好发年龄在50岁左右，女性发病率略高于男性，多见于体力劳动者。如得不到有效的治疗，有可能严重影响肩关节的功能活动，妨碍日常生活。本病早期肩关节呈阵发性疼痛，常因天气变化及劳累而诱发，以后逐渐发展为持续性疼痛，并逐渐加重，昼轻夜重，夜不能寐，不能向患侧侧卧，肩关节向各个方向的主动和被动活动均受限。肩部受到牵拉时，可引起剧烈疼痛。

1）肩部疼痛：起初阵发性疼痛，多数为慢性发作，以后疼痛逐渐加剧或顿痛或刀割样痛。气候变化、劳累后或者偶然受到撞击常使疼痛加重疼痛。昼轻夜重为本病一大特点。

2）肩关节活动受限：肩关节向个方向活动受限，随着病情进展甚至梳头、穿衣、洗脸、叉腰等动作均难以完成。特别是严重时，肘关节功能也可受影响：屈肘时手不能摸到同侧肩部，尤其在手臂后伸时不能完成屈肘动作。

3）怕冷：患肩怕冷，即使在暑天肩部也不敢吹风。

4）压痛：多数患者在肩关节周围可触到明显的压痛点。

5）肌肉痉挛与萎缩：三角肌、冈上肌等肩周围肌肉早期可出现痉挛，晚期可发生废用性肌肉萎缩，出现肩峰突起上举不便，后弯不利等典型症状。此时疼痛症状反而减轻。

(1) 功能锻炼

1) 屈肘甩手，患者背部靠墙站立，或仰卧在床上，上臂贴身、屈肘，以肘点作为支点，进行外旋活动。

2) 手指爬墙，患者面对墙壁站立，用患侧手指沿墙缓缓向上爬动，使上肢尽量高举，到最大限度，在墙上作一记号，然后再徐徐向下回原处，反复进行，逐渐增加高度。

3) 体后拉手，患者自然站立，在患侧上肢内旋并向后伸的姿势下，健侧手拉患侧手或腕部，逐步拉向健侧并向上牵拉。

4) 展臂站立，患者上肢自然下垂，双臂伸直，手心向下缓缓外展，向上用力抬起，到最大限度后停10分钟，然后回原处，反复进行。

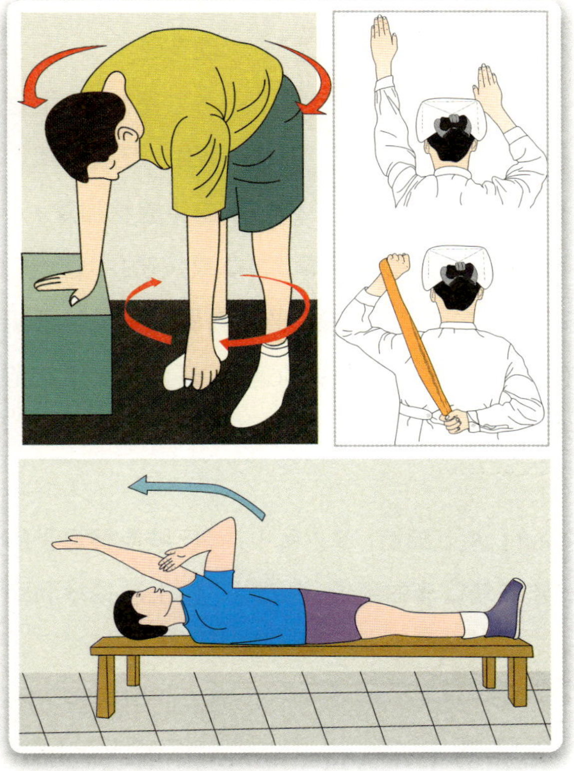

5) 后伸摸脊，患者自然站立，在患侧上肢内旋并向后伸的姿势下，屈肘、屈腕，中指指腹触摸脊柱棘突，由下逐渐向上至最大限度后保持不动，2分钟后再缓缓向下回原处，反复进行，逐渐增加高度。

6) 梳头，患者站立或仰卧均可，患侧肘屈曲，前臂向前向上并旋前(掌心向上)，尽量用肘部擦额部，即擦汗动作。

7) 头枕双手，患者仰卧位，

两手十指交叉，掌心向上，放在头后部(枕部)，先使两肘尽量内收，然后再尽量外展。

8）旋肩，患者站立，患肢自然下垂，肘部伸直，患臂由前向上向后划圈，幅度由小到大，反复数遍。

（2）推拿治疗

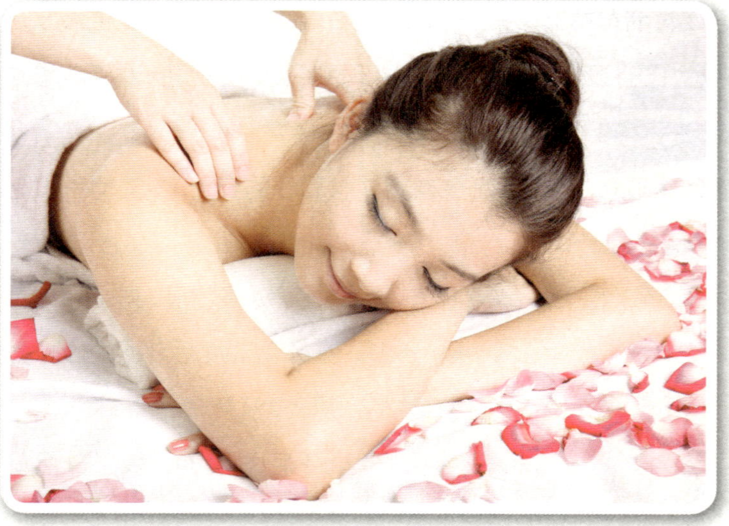

被动运动：肩部按摩能达到改善血液循环、减轻肌痉挛和松解关节粘连的作用。按摩配合被动活动，可增大肩关节的活动范围。

手法操作过程中一定要轻柔，避免症状加重。一般先在肩部施以推、揉、滚等手法，以放松肌肉，缓解痉挛。再拿或按肩井、肩髃、肩贞、中府、天宗等穴。用推按理筋法，弹拨肱二头肌腱、肱三头肌长头及胸大肌止点。再做肩关节的抖动，同时做肩关节各方向轻巧的被动运动，逐渐扩大活动范围，最后以搓、抹等手法结束按摩。

（3）热疗法

容器中放入适量的醋，加入水少许，火上加热，放入毛巾，待皮肤能够忍受的温度，把毛巾拧得不往下渗水时，热敷在最疼痛的部位，热敷后，做上肢抬举和外展的动作。

腰椎间盘突出症多种，治疗方法啥都有

椎间盘突出症是发生于椎间盘退行性改变的基础上的一种多发病、常见病，它主要因椎间盘劳损变性、纤维环破裂或髓核脱出等，刺激或压迫脊神经、脊髓等引起的一系列症状。好发于青壮年。

成年人椎间盘发生退行性改变，纤维环中的纤维变粗，变脆以致最后断裂，使椎间盘失去原有的弹性，不能担负原来承担的压力。在过度劳损，体位骤变，猛力动作或暴力撞击下，纤维环即可向外膨出，从而髓核也可经过破裂的纤维环的裂隙向外突出，这就是所谓的椎间盘突出。

（1）主要表现

1）腰背部疼痛。

2）下肢放射性疼痛，由于腰椎间盘突出多发生在腰部4～5或5骶椎间隙，正是坐骨神经根处。所以，腰椎间盘突出患者多有坐骨神经痛或先由臀部开始，逐渐放射到大腿后外侧、小腿外侧、足背及足底外侧和足趾。中央型突出常引起双侧坐骨神经痛。当咳嗽、打喷嚏及大小便等腹内压力增高时有传电般的下肢放射性疼痛加重。

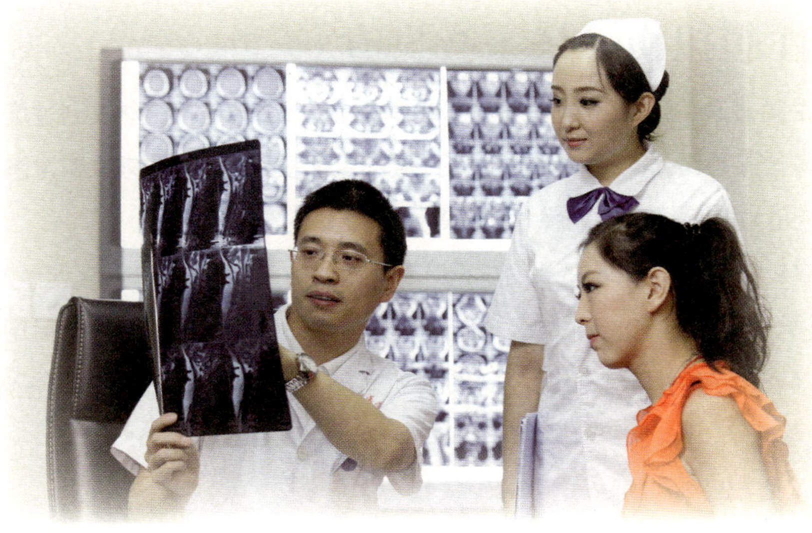

3）感觉及麻木异常。腰椎间盘突出后造成神经根接触区域局部压迫或牵扯压迫，是神经根本身的纤维和血管受压变形而导致缺血、缺氧，而使腿部出现疼痛、麻木，还有的会引起下肢发冷、发凉，足背动脉减弱等。

4）肌肉瘫痪。腰椎间盘突出物压迫神经时间较长者，可引起神经麻痹或肌肉瘫痪，有的还可引起间歇性跛行，脊柱侧凸、侧弯等。这些现象极易给患者带来诸多不便，有的甚至失去运动能力。

（2）腰椎治疗全面用

1）卧硬板床休息，人体平躺时椎间盘压力较低，腰背肌肉较为松弛。

2）腰椎牵引：在一定拉力下使得椎间盘间隙加大，产生负压，使得后众韧带紧张，助于髓核回纳，肌肉放松。

3）使用腰围。

4）推拿：患者俯卧位于床上，在腰部推、按、揉，配合点按腰部肾腧穴、大肠腧，随后按揉臀部，推摈下肢，点按环跳穴，委中穴。牵抖下肢。最后使用腰椎斜扳法。

5）腰背肌的功能锻炼 ①燕飞 ②俯卧挺胸 ③五点支撑等。

急性腰扭伤，快去找良方

急性腰扭伤是腰部肌肉、筋膜、韧带等软组织因外力作用突然受到过度牵拉而引起的急性撕裂伤，常发生于搬抬重物、腰部肌肉强力收缩时。急性腰扭伤可使腰骶部肌肉的附着点、骨膜、筋膜和韧带等组织撕裂。

患者有搬抬重物史，有的患者主诉听到清脆的响声。伤后重者疼痛剧烈，当即不能活动；轻者尚能工作，但休息后或次日疼痛加重，甚至不能起床。检查时见患者腰部僵硬，腰前凸消失，可有脊柱侧弯及骶棘肌痉挛。在损伤部位可找到明显压痛点。

（1）针刺

水沟、后溪、腰痛穴。

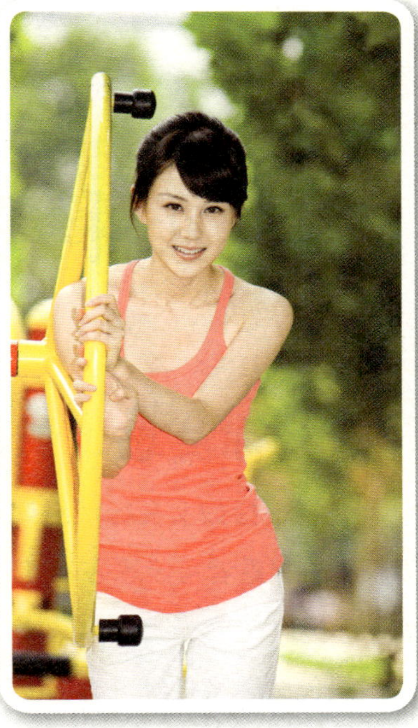

配穴：委中、命门、阳关、大肠腧、合谷。

治法：一般仅取主穴，效果不理想时加配穴，均按损伤部位选穴。

腰脊正中损伤：水沟，直刺1~2分，反复捻转，持续2分钟；或水沟旁开1厘米处，左手拇、食指将患者上唇捏住，右手以2寸毫针，从左侧进针，对侧出针，来回拉动强刺激5~10秒。在上述针刺同时，医者站于患者身后，紧扶患者腰腹交界处（章门、京门穴附近），帮助其活动腰部20次，如前俯后仰，左右旋转等。

腰软组织损伤（面积较小者）：后溪，取对侧或痛侧，往合谷方向进针，亦可由合谷透至后溪，深刺1~1.5寸，大幅度捻转提插，强刺激2分钟；或睛明，取痛侧，针入0.5~1.0寸（宜缓慢进针，防止损及血管），得气后轻轻捻转，不可提插捣针。同时，亦如上法活动其腰部。

腰软组织损伤（面积较大，痛引胁肋者）：腰痛穴，取对侧，两针均向掌心斜刺，深0.8~1.0寸，得气后，大幅度捻转提插，强刺激2分钟。并按上法活动其腰部。上述均留针15分钟，运针1~2次。

如尚有余痛或疼痛减轻不明显，深刺大肠腧，激发针感放射至足根。委中刺血，命门、阳关及腰部压痛最明显处，针后加拔罐。

（2）艾灸

阿是穴，以拇指腹按压阿是穴，由轻渐重，患部有酸胀的气感后持续1~2分钟，并缓慢放松，反复5~7次后施以插法，亦由轻到重，得气后持续1/2~1分钟并缓慢放松，配合指揉法。然后施隔姜灸4~6壮，灸后于局部回旋揉动片刻。每日1~2次。

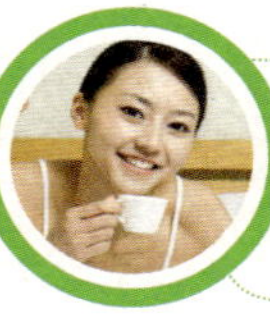

妇科疾病

痛经你莫愁，针灸解你忧

痛经是指妇女在行经经期或行经前后，出现周期性小腹或腰部疼痛，甚至痛及腰骶。严重者可伴恶心呕吐、冷汗淋漓、手足厥冷，甚至昏厥等。本病以青年妇女较多见。

现代医学将痛经分为原发性和继发性两种，前者多指生殖器官无明显病变，又称功能性痛经，多见于青春期少女、未婚及已婚未育者。继发性痛经常见于子宫内膜异位症、急慢性盆腔器官炎症或子宫颈狭窄阻塞、子宫内膜增厚、子宫前倾等。

临床主要表现为下腹部疼痛，疼痛常在经前数小时开始，一般在月经的第一天最为剧烈，是阵发性绞痛，痉挛性、瘀血性或进行性加重，疼痛时间长短不一，多在两日后缓解。

（1）疗法

艾灸：1）用鲜生姜切成直径3厘米左右，厚0.2～0.3厘米的薄皮，中间用针刺多个小孔，放于关元穴处。姜片上端置艾柱，放稳后点燃。艾柱燃尽后可换艾柱再灸。每次灸5～10壮，以局部皮肤发红为度，禁忌局部起疱。在灸的过程中灼热太强不能忍受时可将姜片拿起数秒。

2）用成品纯艾条在足三里穴上方，距离皮肤3厘米左右进行熏烤，使得局部有温热感而无热痛不适症状，灸约20分钟，皮肤微微发红。

推拿：患者躺于床上，双下肢放松，帮助者站于患者体侧，用双手拇指叠起按压足三里穴，按压力度以患者能忍耐的最大限度为准。按完一侧后紧接着按压另外一侧。每侧穴位按压7分钟左右。

运动：有研究证明适当的锻炼能促进子宫内膜脱落，有利于经期保健；对于有痛经的人来说，可减轻心理上的压力，驱除精神上的紧张，缓解子宫痉挛的程度，有利于痛经的康复。锻炼方法以太极拳、八段锦、漫步等为宜，运动量以不感到劳累为度。

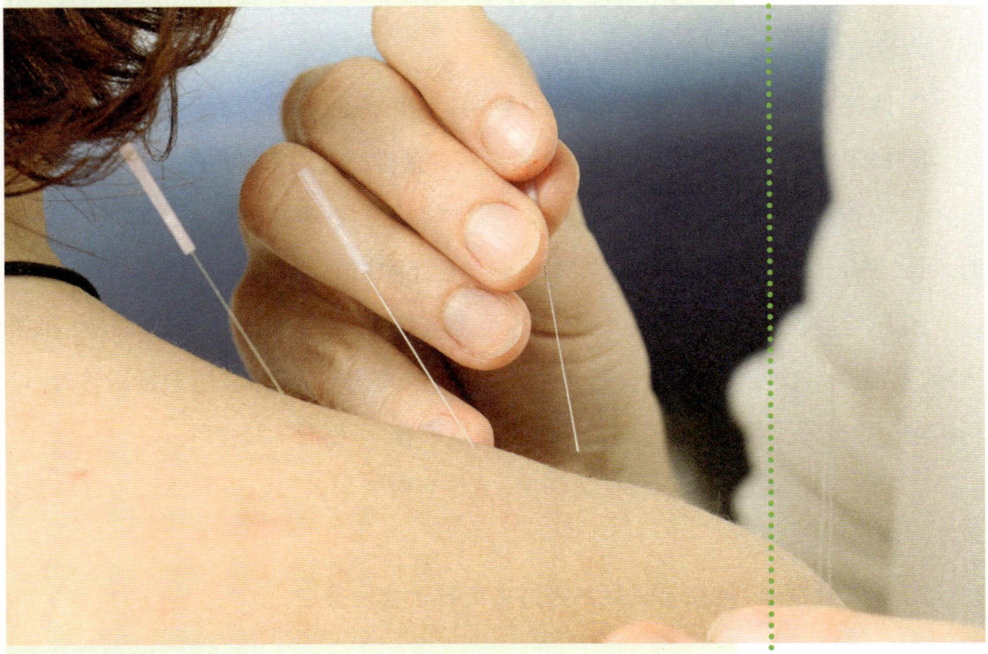

子宫肌瘤白带多，不用开刀细斟酌

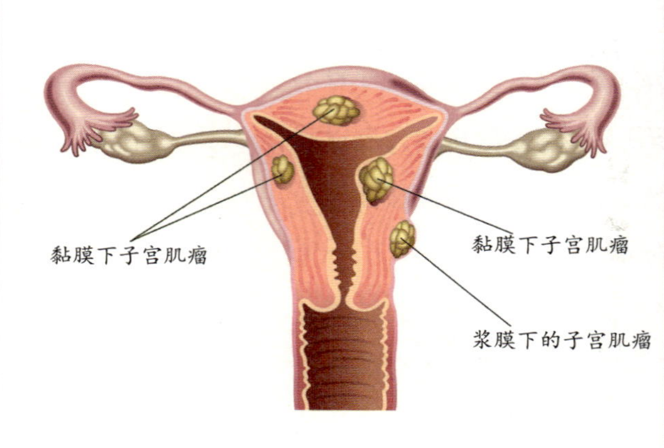

子宫肌瘤

子宫肌瘤中医属于症瘕类，指妇女下腹部胞中有结块，伴有或痛、或胀、或满，甚或出血。症者坚硬不移，痛有定处，瘕者推之可移痛无定处，临床分为气滞型和血瘀型。

(1) 症状

1) 月经改变：为最常见的症状，表现为月经周期缩短、经量增多、经期延长、不规则阴道流血等。

2) 腹部肿块： 腹部胀大，下腹扪及肿物，伴有下坠感。

3) 白带增多：白带增多，有时产生大量脓血性排液及腐肉样组织排出伴臭味。

4) 疼痛：一般患者无腹痛，常有下腹坠胀、腰背酸痛等，当浆膜下肌瘤蒂扭转时，可出现急性腹痛肌瘤红色变时，腹痛剧烈且伴发热。

5) 压迫症状：肌瘤向前或向后生长，可压迫膀胱、尿道或直肠，引起尿频、排尿困难、尿潴留或便秘。当肌瘤向两侧生长，则形成阔韧带肌瘤，其压迫输尿管时，可引起输尿管或肾盂积水；如压迫盆腔血管及淋巴管，可引起下肢水肿。

6) 不孕：肌瘤压迫输卵管使之扭曲，或使宫腔变形以致妨碍受精卵着床，导致不孕。

7) 继发性贫血：若患者长期月经过多可导致继发贫血，发现全身乏力、面色苍白、气短、心慌等症状。

(2)针灸治疗

针刺:子宫、曲骨、横骨。

配穴:皮质下(耳穴),三阴交、次髎、血海、肾腧、复溜。

治法:主穴每次取1~2个,可交替使用,酌加配穴。子宫穴斜刺0.8~1.0寸,曲骨和横骨均直刺0.6~0.8寸,以得气为度,施平补平泻手法,配穴除耳穴用埋针法或磁珠贴敷外,余穴手法同主穴。体穴均取双侧,耳穴取单侧轮替。留针15~20分钟。针刺隔日1次,10次为一疗程。耳穴每周埋针或贴敷2次,15次为一疗程。

(3)推拿

患者仰卧,医者站于其旁,用拇指指腹按揉气海、关元、天枢、四海、归来、子宫、气冲、血海、三阴交穴,每穴按揉2分钟。再用手掌搓热后,放置小腹部,沿顺时针方向按摩腹部,最后用手掌自上而下擦腰骶部,以热感向腰骶部传导为度。每日推拿治疗一次,十次为一个疗程,经期停止按摩。

(4)饮食疗法

1)饮食定时定量,不能暴饮暴食。

2)坚持低脂肪饮食,多吃瘦肉、鸡蛋、绿色蔬菜、水果等。

3)多吃五谷杂粮如玉米、豆类等。

4)常吃富有营养的干果类食物,如花生、芝麻、瓜子等。

5)忌食辛辣、酒类、冰冻等食品。

子宫肌瘤患者注重的饮食:

1)饮食宜清淡,不食羊肉、虾、蟹、鳗鱼、咸鱼、黑鱼等发物。

2)忌食辣椒、麻椒、生葱、生蒜、白酒等刺激性食物及饮料。

3)禁食桂圆、红枣、阿胶、蜂王浆等热性、凝血性和含激素成分的食品。

4)多食瘦肉、鸡肉、鸡蛋、鹌鹑蛋、鲫鱼、甲鱼、白鱼、白菜、芦笋、芹菜、菠菜、黄瓜、冬瓜、香菇、豆腐、海带、紫菜及水果等。

更年期综合征，几多烦恼几多愁

更年期综合征是由雌激素水平下降而引起的一系列症状。更年期妇女，由于卵巢功能减退，垂体功能亢进，分泌过多的促性腺激素，引起自主神经功能失常，从而出现一系列程度不同的症状，如月经变化、面色潮红、心悸、失眠、乏力、抑郁、多虑、情绪不稳定，易激动，注意力难于集中等，称为更年期综合征。

（1）症状

以阵发性发作的轰热、潮红、自汗和心悸为特征的症候群。潮红先始于面、颈、前胸部，后波及下腹、躯干和四肢，皮肤血管扩张，片状红润充血，温度升高，伴头痛、头晕、心悸、烦躁、口干。为散热，患者多脱衣、袒臂、开窗、打扇或走向户外以驱热。潮红持续3～4分钟后继以出汗，血管收缩，体温恢复正常而结束。发作周期为5~10分钟。夜间发作时，多突然从梦中惊醒，且已大汗淋漓，湿濡衣被，伴失眠和焦虑。次日神志恍惚、健忘，伴恶心、呕吐、眩晕等不适。

（2）治疗

1）饮食疗法

饮食方面应适当限制高脂肪食物及糖类食物，少吃盐，不吸烟，不喝酒，多食富含蛋白质的食物及瓜果、蔬菜等。此外，尚可配合食疗方。

①黄精30克，山药60克，鸡肉500克，切块同放入锅中，加水适量，炖熟，调味后分2次食用，隔天一剂。或用猪瘦肉200克，切块，百合30克，共煮烂，加盐调味，服食。适用于肾阴虚者（头目眩晕耳鸣，头部脸颊阵发性烘热，汗出，五心烦热，腰膝酸痛，多梦少寐，口干心悸，潮热，甚则血压增高，舌红少苔，脉细数）。

②当归30克，羊肉250克，炖熟服食。或用黄芪10克，冬虫夏草10克，虾肉50克，加米少许，煮粥食用。适用于肾阳虚者（月经周期先后不定，量忽多忽少，淋漓不断，或数月不行，头晕，目眩，腰痛，肢寒，口淡，纳少，神疲乏力，浮肿，便溏，夜尿多，舌淡苔薄白，脉沉细无力）。

2）针灸法

①针刺：肾腧、三阴交、神门、足三里。烦躁易怒者加太冲穴；精神疲乏者加关元穴；心悸失眠者加内关穴；头晕耳鸣者加风池、听会穴；五心烦热者加太溪穴；汗出者加合谷、复溜穴。

②耳穴：取卵巢、肾上腺，交感、子宫、神门穴，将中药王不留行籽粘贴在耳穴上，每天用手按压刺激3次，3~5天更换一次。

3）气功

功法：晨功（坐式）。清晨醒来时，端坐于床上，两足盘屈，两脚底相对中间隔一拳之距，两手交叉胸前，分别以双手抚按双乳，两目微开视鼻端，调息入静，意守丹田，舌舐上腭，叩齿叁十六通，令华池之水，充满口中，以意念送华池之水循冲任二脉之途入下丹田，片刻以意领气，导丹田之气循带脉经络绕行1周、贯气入血海，复出会阴，稍顿，导气绕肛穿至骶，循背上行，沿督脉经络过颈上巅，于百会穴稍顿。此时复以意领气从巅入口，化为阴津，如此为1周，行14周。功毕，以手抚摩双乳4分钟，接着以左手抚丹田，右手抚腰，分别向横向相反方向揉摩50次，换手再揉摩50次，之后右手食指揉按右足涌泉穴，左手食指揉按左脚涌泉穴各80圈。至此收功、起床。本功法简便易行，无任何不良反应，且有一定疗效。

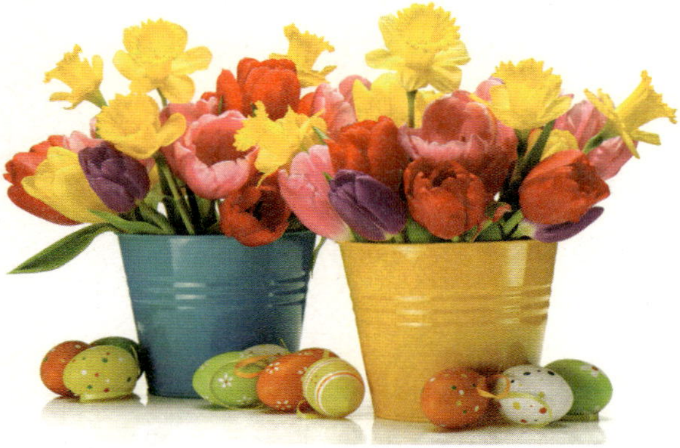

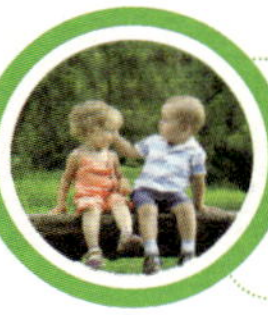

儿科疾病

小儿惊风细用心，精调慢补强壮身

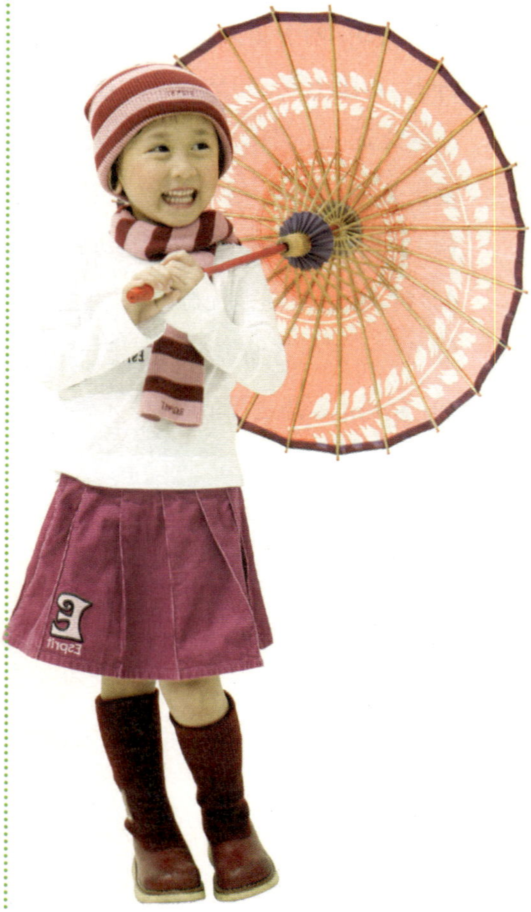

惊风是以四肢抽搐、角弓反张、口噤为特征的一种病证，严重者可出现神志不清，故又称"惊厥"。是小儿常见的危急重症，可发生于许多疾病的过程中。其发病突然，变化迅速，证情凶险，列为中医儿科四大证之一。好发于1~5岁小儿，年龄越小，发病率越高。根据其临床表现分为急惊风与慢惊风两类，急惊风发病急暴，临床表现多为实证。慢惊风多由久病而来，也可由急惊风转变而来，临床多表现为虚证。

西医学中因高热、脑膜炎、脑炎、血钙过低、大脑发育不全、癫痫等所致的抽搐属此范畴。

(1)推拿疗法

高热，推三关、透六腑、清天河水；昏

迷，捻耳垂，掐委中；抽痉，掐天庭、掐人中、拿曲池、拿肩井。急惊风欲作时，拿大敦穴、拿鞋带穴；惊厥身向前曲，掐委中穴；身向后仰，掐膝眼穴；牙关不利，神昏窍闭，掐合谷穴。

（2）针刺

1）急惊风

取穴：水沟、印堂、合谷、太冲。水沟、印堂位居督脉，能开窍醒脑镇惊；合谷、太冲相配谓之四关穴，功长治惊厥。

配穴：壮热配大椎、十宣放血；痰多配丰隆；惊恐配神门。

操作：毫针刺，用泻法，每日1次。每次留针15~20分钟，10次为1疗程。

2）慢惊风

取穴：百会、印堂、气海、足三里、太冲。百会、印堂为督脉腧穴，有醒神定惊之功；气海能益气培元，足三里补脾健胃；太冲平肝熄风；印堂为止痉经验穴。

配穴：潮热配太溪，口噤配颊车、合谷。

操作：毫针刺，用平补平泻法，每日1次，每次留针15~20分钟，10次为1疗程。

小儿遗尿睡中出，固肾温阳有神助

遗尿又称尿床，指年满5岁以上，具有正常排尿功能的小儿，在睡眠中小便不能自行控制。一般在疲劳或临睡时饮水过多而尿床者不为病态。

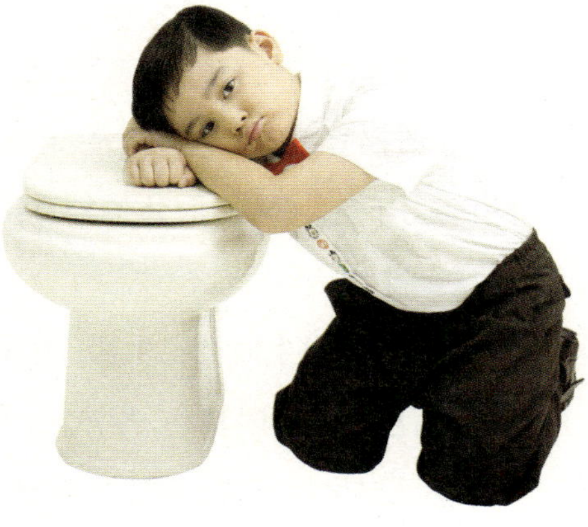

（1）行为疗法

1）排尿中断训练：鼓励孩子在每次排尿中间中断排尿，自己从1数到10，然后再把尿排尽，这样能训练并提高膀胱括约肌控制排尿的能力。

2）忍尿训练：白天让孩子多饮水，当有尿意时，让他忍住尿，每次忍尿不超过30分钟，每天训练1~2次，使膀胱扩张，增加容量，从而减少夜间排尿的次数。

3）定时训练：在以往晚间经常尿床的时间提前半小时用闹钟结合人为叫醒，让其在室内来回走动，或者用冷水洗脸，使在神志清醒状态下把尿排尽，目的也是有助于建立条件反射。

4）家长要及时发现孩子尿床，督促孩子自己排空残余尿、擦干局部、更换内裤及干床处理。

5）总结记录：要求家长每天记录尿床的原因、次数，在日程表上对尿床、不尿床都作个记号，每周总结一次，找出原因，当孩子有进步时应给予鼓励。

（2）针灸疗法

针刺：中极、膀胱腧、三阴交。肾气不足者加肾腧，尿频者加百会。毫针针刺，可灸，每日一次，每次留针20分钟。

耳针：肾、膀胱、皮质下、尿道，将中药王不留行籽粘贴在耳穴上，每天用手按压刺激3次，3~5天更换一次。

小儿脑瘫难发现，细心母亲针推看

小儿脑瘫为脑性瘫痪的简称，是指小儿因多种原因（如感染、出血、外伤等）引起的脑实质损害，出现非进行性、中枢性运动功能障碍而发展为瘫痪的疾病。严重者伴有智力不足。癫痫、肢体抽搐及视觉、听觉、语言功能障碍等表现。

（1）五种症状早发现

1）出生前、出生时及出生后，发现有脑瘫的高危因素。如怀孕期感染、风疹、严重妊高征，小儿出生时窒息，早产儿，严重黄疸，小儿出生后颅内出血等。

2）小儿出生后哺喂困难，如吸吮无力，哭声弱或多哭，易受惊吓。

3）过分安静，主动运动少。

4）运动发育落后。如3个月到4个月大的小儿俯卧位不能竖头或抬头不稳，4个月仍不能用前臂支撑负重，扶站时以足尖着地或两下肢过于挺直、交叉等。

5）经常出现异常的肌张力和异常的姿势，如双手屈指内收，双拳紧握，前臂内旋，头颈后仰等。

（2）运动疗法

包括粗大运动、精细运动、平衡能力和协调能力训练；如爬行、有目的地指认（鼻、耳等），训练抓物、持物、起坐、摇摆、扶行（背靠墙、面朝墙）、原地运动（弯腰拾物、抬脚训练、单脚独立、原地起跳）、行、跑。

（3）针刺

1）取穴：百会、大椎、四神聪、悬钟、足三里、合谷。

百会为诸阳之会，能醒脑开窍，大椎通阳活络，四神聪为经外奇穴，具宁神醒脑益智之功，悬钟为髓会，可益髓通脑、强壮筋骨，足三里、合谷培补后天、调理气血。

配穴：语音障碍配通里、廉泉、金津、玉液，颈瘫配天柱，面瘫配颊车、下关，上肢瘫配肩髃、曲池，下肢瘫配环跳、阳陵泉，腰部软瘫配腰阳关，智力迟钝配通里，耳聋配听宫、听会。

操作：毫针刺，虚证用补法，加灸；实证用泻法。每日1次，每次留针30分钟，10次为1疗程。

2）耳针法

选穴：枕皮质下、心肾、交感、神门。

方法：毫针刺，每次3～5穴，每日1次，每次留针20～30分钟，亦可用王不留行籽贴压。

3）头针法

取穴：额中线、顶颞前斜线、顶旁1线、顶旁2线、顶中线、颞后线、枕下旁线。

操作：每次视具体病情选2～3线（区），每日1次，每次留针60分钟，10次为1疗程。

功能锻炼：

(1)单膝立位训练；

(2)双膝立位训练；

(3)单、双膝立位转换训练；

(4)扶站训练；

(5)姿势转换训练；

(6)立位姿势控制训练；

(7)骨盆控制训练；

(8)从坐位到立位转换的训练；

(9)从立位到坐位的转换训练。

(4)饮食

1)食物要容易消化吸收，营养丰富。要选高蛋白质的食物。蛋白质是智力活动的基础，与脑的记忆、思维有密切的关系。牛奶、豆浆、鸡蛋、酸奶、肉类等都是富含蛋白质的食物。还多选含维生素高的食物，因维生素A能增强身体的抵抗力，促进大脑的发育。维生素B族能提高机体各种代谢功能，增强食欲，维生素D能帮助钙的吸收和利用。

2)要以糖类如米饭、面食、馒头、粥、粉为主食，过多杂食会影响食欲，造成营养障碍。

3)要多吃蔬菜和水果，少吃脂肪肥肉，蔬菜和水果含有维生素和纤维，能保持大便通畅，如小孩不吃蔬菜，可以把菜剁烂，做成菜肉包子、菜肉饺子、菜泥、菜汤，教育孩子养成吃蔬菜的习惯。

4)饮食要定时，一般早、午、晚各进食一次，有条件者可以在上、下午各增加点心一次，按时进食，可以增加食欲。

5)每日要适当进行户外活动，让阳光照射皮肤，可增进食欲，帮助吸收。

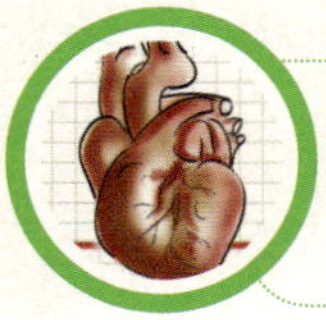

疑难病

冠心病

冠心病是一种最常见的心脏病，是指因冠状动脉狭窄、供血不足而引起的心肌功能障碍或器质性病变，故又称缺血性心肌病。属于中医学的“真心痛”“胸痹”。

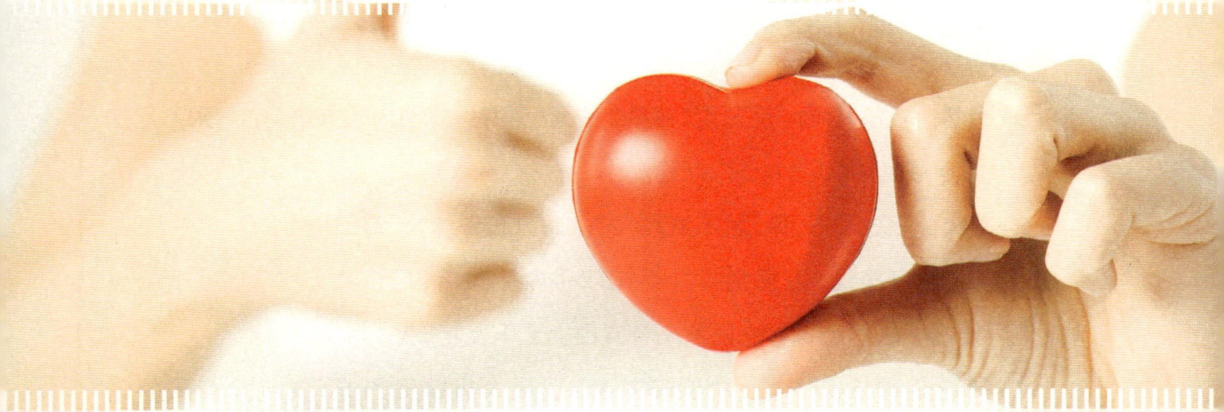

（1）一般临床分为五型

1）心绞痛型：表现为胸骨后的压榨感，闷胀感，伴随明显的焦虑，持续3～5分钟，常发散到左侧臂部、肩部、下颌、咽喉部、背部，也可放射到右臂，有时可累及这些部位而不影响胸骨后区。用力、情绪激动、受寒、饱餐等增加心肌耗氧情况下发作的称为劳力性心绞痛，休息和含化硝酸甘油缓解。有时候心绞痛不典型，可表现为气虚、晕厥、虚弱、嗳气，尤其在老年人。

2）心肌梗死型：梗死发生前1周左右常有前驱症状，如静息和轻微体力活动时发作的心绞痛，伴有明显的不适和疲惫。梗死时表现为持续性剧烈压迫感，闷塞感，甚至刀割样疼痛，位于胸骨后，常波及整个前胸，以左侧为重。

3）心肌缺血型：很多患者有广泛的冠状动脉阻塞却没有感到过心绞痛，甚至有些患者在心肌梗死时也没感到心绞痛。

4）心力衰竭和心律失常型：部分患者原有心绞痛发作，以后由于病变广泛，心肌广泛纤维化，心绞痛逐渐减少到消失，却出现心力衰竭的表现，如气紧、水肿、乏力等，还有各种心律失常，表现为心悸。还有部分患者从来没有心绞痛，而直接表现为心力衰竭和心律失常。

5）猝死型：指由于冠心病引起的不可预测的突然死亡，在急性症状出现以后6小时内发生心脏骤停所致。主要是由于缺血造成心肌细胞电生理活动异常，而发生严重心律失常导致。

（2）治疗

1）针刺：内关、心俞、足三里、中脘、关元、膻中。痰浊内阻加丰隆。气阴不足加太溪，气海连续针刺10次为一个疗程。

2）艾灸：在关元、气海、足三里隔姜灸。每穴位5~8壮，每日一次。

3）推拿：点按法，以拇指指端点按双手内关穴，而后依次点按背部心腧、膈腧。再用推按手法顺患者脊柱两侧夹脊穴由上至下反复5次。

4）传统运动法：对于心功能较差者，运用太极拳里的混元壮功，每天静站8~15分钟。

5）娱乐疗法：听听音乐，钓钓鱼，欣赏一些自己喜欢的字画，以消除不良心情及不适的反应。

脑卒中快寻医，莫要错过最佳期

脑卒中是一种突然起病的脑血液循环障碍性疾病。又叫脑血管意外，是指患脑血管疾病的患者，因各种诱发因素引起脑内动脉狭窄、闭塞或破裂，而造成急性脑血液循环障碍，临床上表现为一过性或永久性脑功能障碍的症状和体征。脑卒中分为缺血性脑卒中和出血性脑卒中。

临床表现以猝然昏扑、不省人事或突然发生口眼歪斜、半身不遂、舌强言謇、智力障碍为主要特征。

(1) 早期

1) 预防并发症，如泌尿系统感染、深静脉血栓形成、褥疮、呼吸道感染。

2) 被动运动：对于昏迷过久的患者在床上进行被动的运动。在帮助患者做被动运动时，使用的力度应循序渐进，切不可使用蛮力，生拉硬扯，避免对患者造成不必要的二次损伤。

3) 传统疗法

①针灸：肩髃、曲池、手三里、外关、合谷、太冲、太溪、环跳、阳陵泉、足三里、解溪、昆仑、太溪。毫针针刺，可灸，每日1次，每次留针20分钟。

②推拿：医者站于患者体侧，在上肢实施握拿手法，从肩关节到手指，反复5次，换被动屈伸运动和外旋运动。上肢施术完毕后转为下肢操作，手法依然遵循上肢手法操作。

(2) 软瘫期

1) 翻身训练，要求患者从仰卧位向两侧翻身。

2) 桥式运动：在床上进行翻身训练的同时加强患侧伸髋。

3) 坐位平衡练习：尽早让患者坐起，能防止肺部感染，改善心肺功能。

4) 下肢功能练习：患者在坐位平衡练习基础上，进行下一步的平衡力的练习，首先从站立位开始，时间逐渐延长。而后可练习抬腿动作。

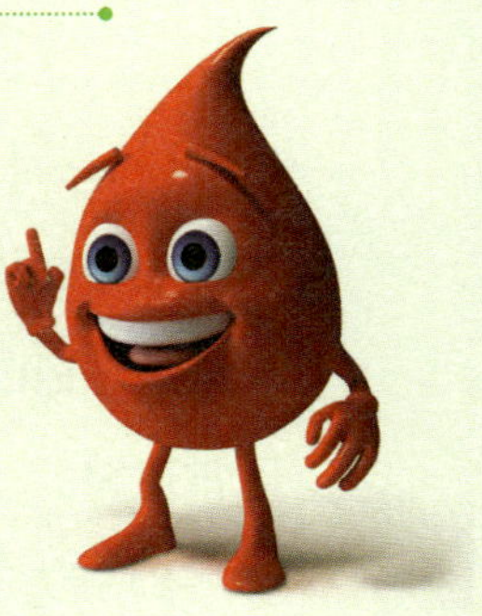

老年痴呆多费心，细心呵护如小儿

所谓的老年痴呆症是发生在老年期及老年前期的一种原发性退行性脑病，指的是一种持续性高级神经功能活动障碍，即在没有意识障碍的状态下，记忆、思维、分析判断、视空间辨认、情绪等方面的障碍。其特征性病理变化为大脑皮质萎缩，并伴有β–淀粉样蛋白沉积，神经元纤维缠结，大量记忆性神经元数目减少，以及老年斑的形成。

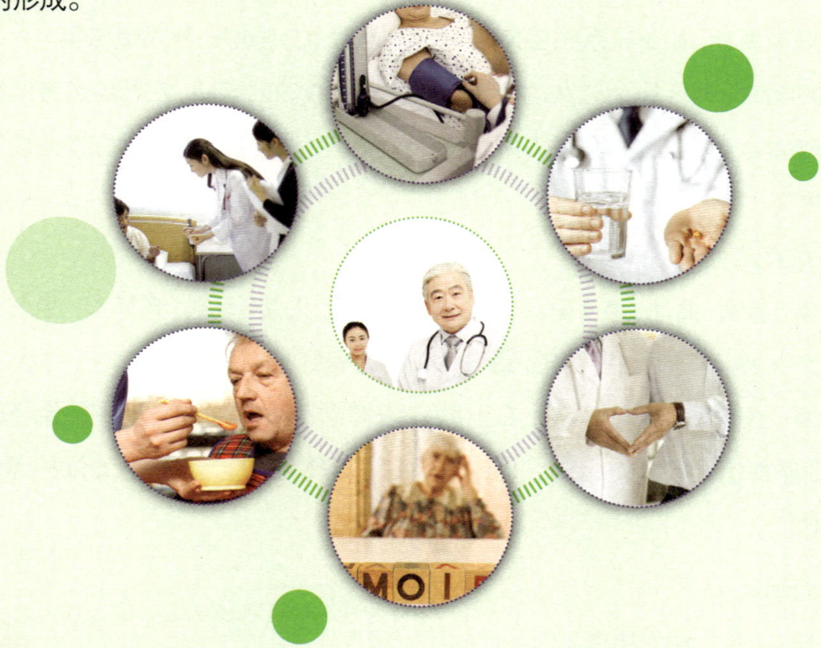

(1) 主要表现

1) 记忆缺失：尤其是近期事情失忆，因此难以学习和掌握最新的信息，生活当中总是忘记自己放置过的东西放到了何处，对时间、地点和人物失忆或者认错。外出时常迷路。

2) 智力缺损：抽象思维障碍，判断力下降。

3) 情绪和性格改变：抑郁、淡漠、脾气暴躁，或者出现焦虑、恐惧和情绪低落。

4）社会功能缺失 或者患者经常不愿意和人交谈、不愿和不能参加家庭和社会活动。

（2）针刺

百会、四神聪、合谷、太冲、足三里、大敦、至阴。对于焦虑失眠者加神门。毫针针刺，可灸，每日1次，每次留针20分钟。

（3）音乐治疗

运用音乐去改善一些智能、身体以及社会交往有障碍的患者。音乐能促进情绪改变、增强情感改变、增强情感上的反应，促进情绪健康发展。对于有暴躁行为的患者，音乐也有缓和和安定的作用。

银屑病

银屑病，俗称牛皮癣。是一种常见的慢性皮肤病，其特征是在红斑上反复出现多层银白色干燥鳞屑。中医古称之为“白疕”，古医籍亦有称之为松皮癣。俗称牛皮癣，其特征是出现大小不等的丘疹，红斑，表面覆盖着银白色鳞屑，边界清楚，好发于头皮、四肢伸侧及背部。男性多于女性。

初起皮损往往是红包或棕红色小点或斑丘疹，有干燥的鳞屑，以后逐渐扩展而成棕红色斑块，边界清楚，相邻的可以互相融合。鳞屑是银白色，逐渐加厚。搔抓

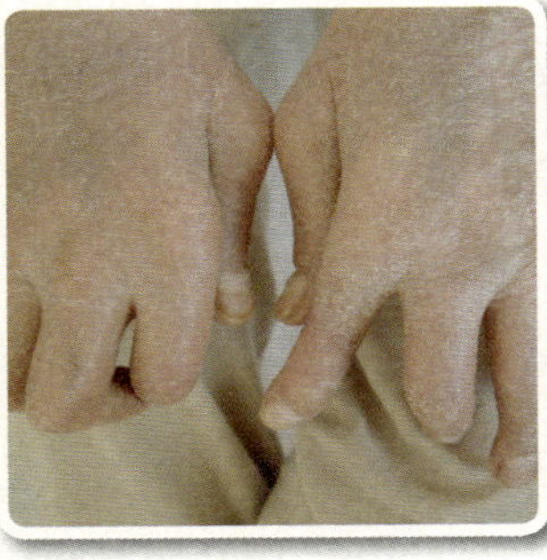

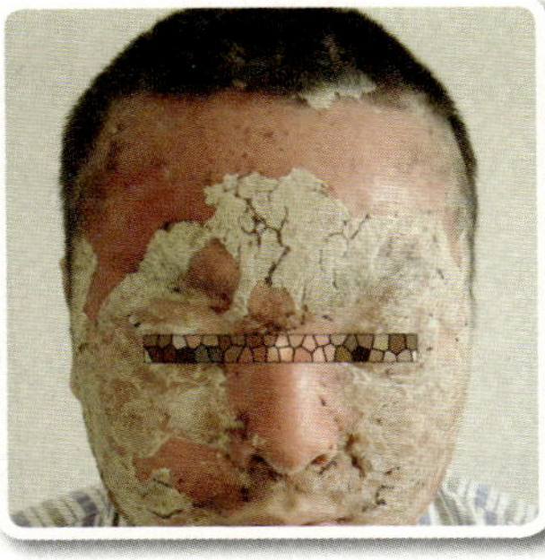

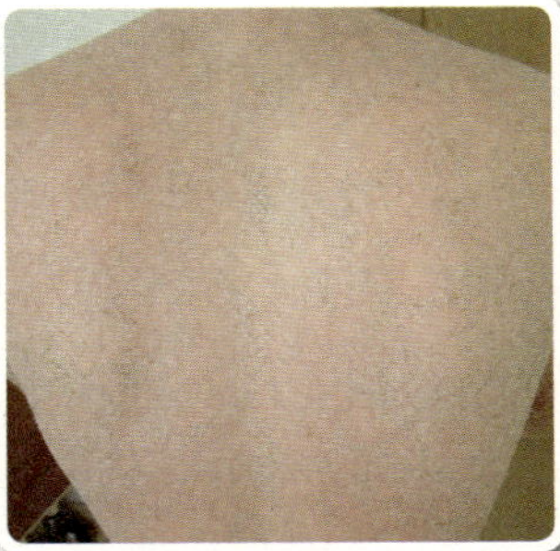

时，鳞屑呈碎末纷纷飞落，露出红色光滑基面，称为薄膜现象，剥去薄膜有针头大的小点状出血，这种薄膜状鲜红表面有点状出血的情况被称为奥斯匹兹现象。有些患者的鳞屑又厚又硬，可以妨碍皮肤伸缩，尤其关节等处厚硬鳞屑很容易破裂并使皮肤发生裂口而疼痛。

(1) 针灸疗法

毫针刺、刺络放血，其中刺络有三棱针点刺，并且各种疗法都有很好的临床疗效。本疗法对进行期银屑病疗效更好，治疗过程中发现不良反应，但不影响治疗。

(2) 推拿疗法

1) 用手掌或毛刷沿牛皮癣患者足部阳明胃经，由上而下沿经络推擦10遍，并在足三里穴按揉半分钟，以酸胀为度。

2) 用手指从牛皮癣患者腕至指端，沿手大肠经、手三焦经、手小肠经作按揉摩擦5~10遍。用毛刷垂直地刷牛皮癣患者腕外侧5遍。

3) 在牛皮癣患者足阳明胃经的足部作由下而上轻快的擦法，并揉银屑病患者太溪、三阴交、殷门诸穴各一分钟，按揉肾腧、命门一分钟，均以酸胀为度，擦涌泉至热为佳。

(3) 饮食疗法

1) 梨粥：梨2只，洗净后连皮带核切碎，加粳米100克，和水煮粥。因梨具有良好的润燥作用，用于煮粥，可作为秋令牛皮癣患者常食的保健食品。

2) 栗子粥：栗子50克、粳米100克加水同煮成粥。因栗子具有良好的养胃健脾、补肾强筋、活血止血的作用，尤其适用于老年牛皮癣患者腰腿酸痛、关节痛等。

3) 芝麻粥：芝麻50克、粳米100克，先将芝麻炒熟，研成细末，待粳米煮熟后，拌入芝麻同食。适于便秘、肺燥咳嗽、头晕目眩者食用。

4) 胡萝卜粥：将胡萝卜用素油煸炒，加粳米100克和水煮粥。因胡萝卜中含有胡萝卜素，牛皮癣患者摄入后可转化为维生素A，适于皮肤干燥、口唇干裂者食用。

5) 菊花粥：菊花60克，粳米100克，先将菊花煎汤，再同煮成粥。因其具有散风热、清肝火、明目等功效，对秋季风热型感冒、心烦咽燥、目赤肿痛等有较好的治疗功效。同时对患有心血管疾病的牛皮癣患者也有较好的防治作用。

癫痫

癫痫是大脑神经元突发性异常放电，导致短暂的大脑功能障碍的一种慢性疾病。而癫痫发作是指脑神经元异常和过度超同步化放电所造成的临床现象。其特征是突然和一过性症状，由于异常放电的神经元在大脑中的部位不同，而有多种多样的表现。可以是运动感觉神经或自主神经的伴有或不伴有意识或警觉程度的变化。

（1）症状

1）全身强直—阵挛发作（大发作）：突然意识丧失，继之先强直后阵挛性痉挛。常伴尖叫、面色青紫、尿失禁、舌咬伤、口吐白沫或血沫、瞳孔散大。持续数十秒或数分钟后痉挛发作自然停止，进入昏睡状态。醒后有短时间的头昏、烦躁、疲乏，对发作过程不能回忆。若发作持续不断，一直处于昏迷状态者称大发作持续状态，常危及生命。

2）失神发作（小发作）：突发性精神活动中断，意识丧失、可伴肌阵挛或自动症。一次发作数秒至十余秒。脑电图出现3次/秒棘慢或尖慢波综合。

3）单纯部分性发作：某一局部或一侧肢体的强直、阵挛性发作，或感觉异常发作，历时短暂，意识清楚。若发作范围沿运动区扩及其他肢体或全身时可伴意识丧失，称杰克森发作（Jack）。发作后患肢可有暂时性瘫痪。

4）复杂部分性发作（精神运动性发作）：精神感觉性、精神运动性及混合性发作。多有不同程度的意识障碍及明显的思维、知觉、情感和精神运动障碍。可有神游症、夜游症等自动症表现。有时在幻觉、妄想的支配下可发生伤人、自伤等暴力行为。

（2）治疗

1）针刺：主穴：背三针、鸠尾、腰奇、间使、额三针、丰隆。

配穴：申脉、照海、神门、关元、三阴交、足三里、太渊、太冲、膻中、血海。

治法：以主穴为主，每次酌情选用4～6穴。背上针取0.6～1.5寸芒针循督脉透刺，进针后中等频率（120次/分）捻转1分钟。额三针为双侧眉冲穴沿膀胱经透刺二针，取此连线为底边的等腰三角形，另一顶点沿督脉透针。余穴邪实用泻法，体虚用补法，留针15分钟，每日1次或隔日1次。

2）头针取穴：癫痫穴、顶中线、额中线、顶旁线、枕上正中线、颞后斜线。

艾灸：百会、大椎、身柱、前顶、神道、筋缩、百会、脊中、腰奇、鸠尾。

治法：上述穴位，每年小暑至处暑灸治1次，连续2～3年。穴位局部消毒，用0.2%普鲁卡因局麻，蒜汁涂抹后艾灸，头部穴位4～5壮，胸背部5～7壮或7～9壮，体弱及儿童酌减。灸后穴位起泡处敷贴药油膏，并服食公鸡、鱼类以促使其化脓。药膏每日一换，至灸疤愈合。

（本章编者：许建阳　王梅康　郝晋东　郝石磊）

参考文献

[1] 范振华. 骨科康复医学. 上海: 上海科技出版社出版, 1999.

[2] 南登昆. 康复医学(第3版). 北京: 人民卫生出版社, 2005.

[3] 燕铁斌. 现代骨科康复评定与治疗技术. 北京: 人民军医出版社, 2006.

[4] 燕铁斌. 现代康复治疗学. 广州: 广东科技出版社, 2004.

[5] 卓大宏. 中国康复医学. 北京: 华夏出版社, 2001.

[6] 励建安. 康复医学. 北京: 科学出版社, 2005.

[7] 王茂斌. 脑卒中的康复医学. 北京: 中国科学技术出版社, 2006.

[8] 王宁华, 黄真. 临床康复医学. 北京: 北京大学出版社, 2006.

[9] 黄晓琳, 尤春景. 康复医学临床指南. 北京: 科学出版社, 2005.

[10] 陆庭仁. 骨科康复学. 北京: 人民卫生出版社, 2007.

[11] 胡永善. 康复医学. 北京: 人民卫生出版社, 2001.

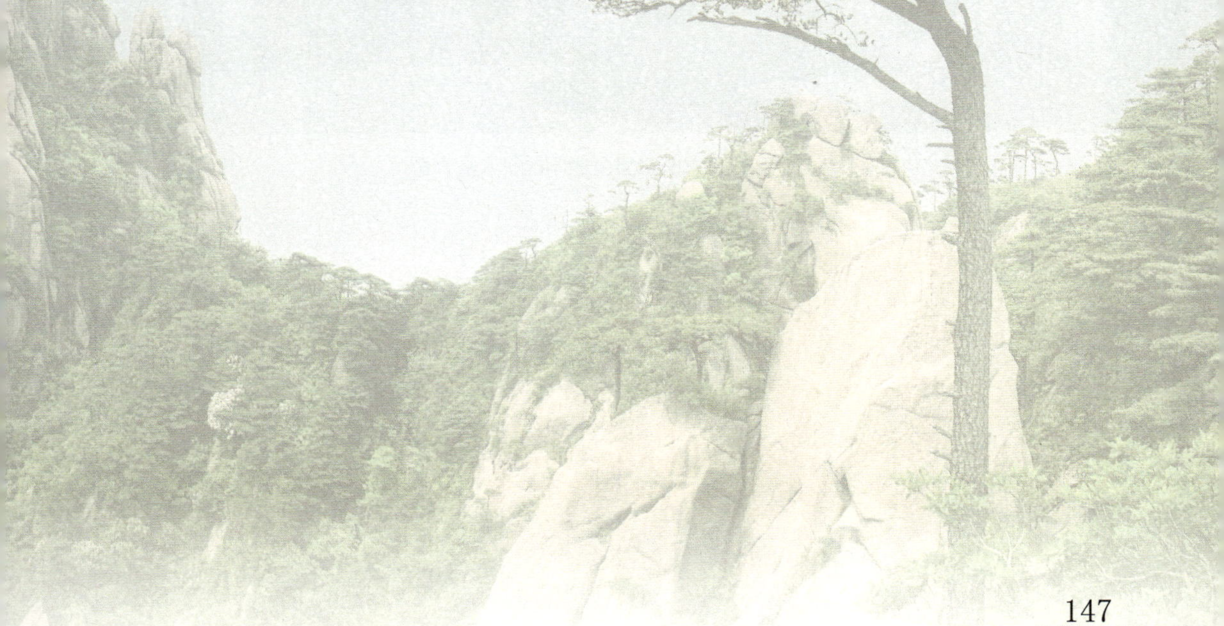

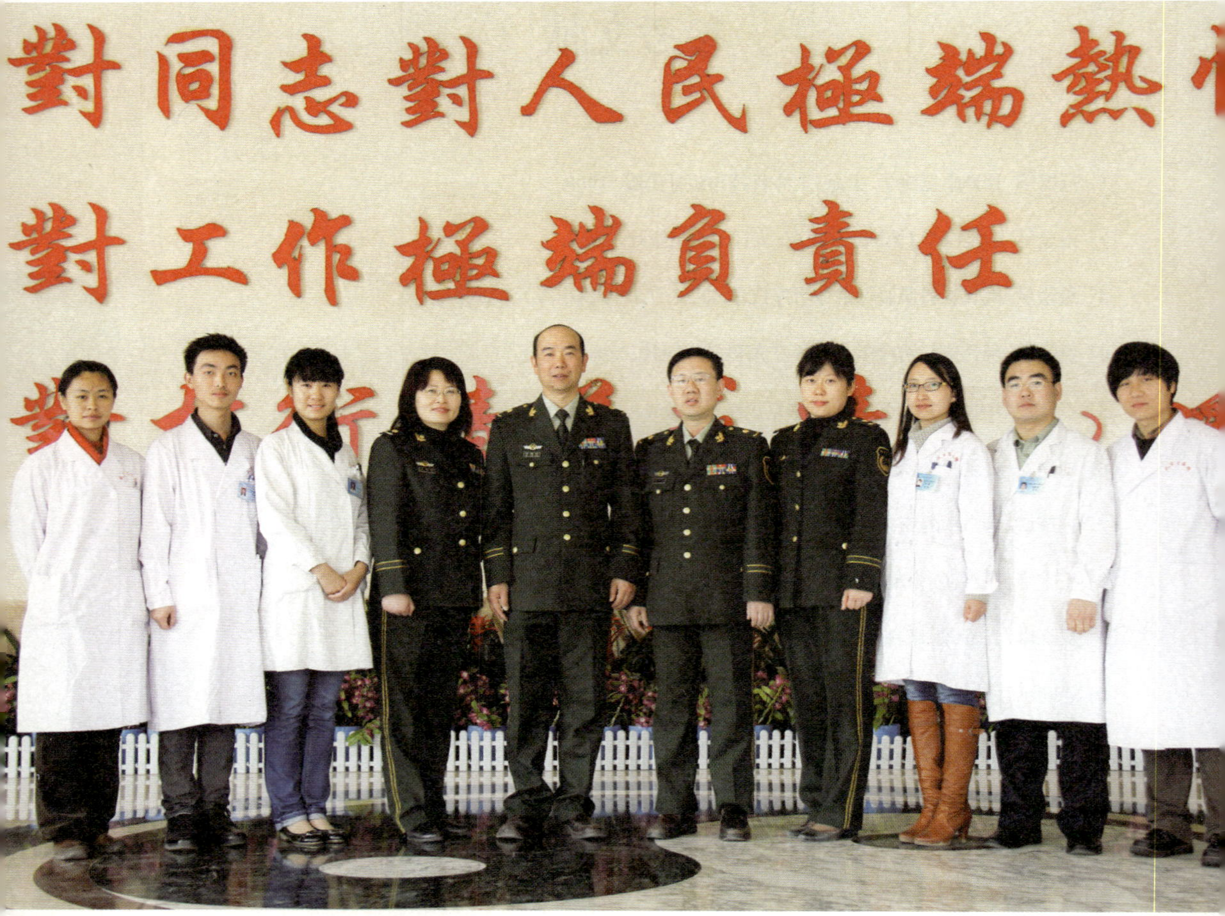

武警总医院康复医学医护人员合影